锦鸡儿DREB
转录因子功能研究

刘坤 杨杞 著

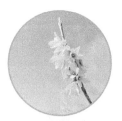

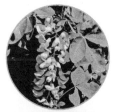

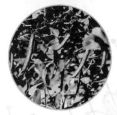

中国农业科学技术出版社

图书在版编目（CIP）数据

锦鸡儿DREB转录因子功能研究/刘坤，杨杞著. ––北京：中国农业
科学技术出版社，2024.1

ISBN 978-7-5116-6494-5

Ⅰ.①锦… Ⅱ.①刘… ②杨… Ⅲ.①锦鸡儿—基因转录—研究
Ⅳ.①R282.71

中国国家版本馆CIP数据核字（2023）第210042号

责任编辑 李冠桥
责任校对 贾若妍 李向荣
责任印制 姜义伟 王思文

出 版 者 中国农业科学技术出版社
　　　　　北京市中关村南大街12号　邮编：100081
电　　话 （010）82106632（编辑室）　　（010）82109702（发行部）
　　　　　（010）82109709（读者服务部）
网　　址 https://castp.caas.cn
经 销 者 各地新华书店
印 刷 者 北京建宏印刷有限公司
开　　本 170 mm×240 mm　1/16
印　　张 10.25
字　　数 189千字
版　　次 2024年1月第1版　2024年1月第1次印刷
定　　价 70.00元

《锦鸡儿 DREB 转录因子功能研究》
著者名单

主　　著：刘　坤　杨　杞

副 主 著：李国婧　王瑞刚

参著人员：伊莉佳　张　飞　岳　荣　魏丽丽

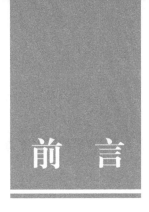

前　言

　　植物生长的环境十分复杂，多种非生物逆境如干旱、水涝、高温、严寒、盐碱、重金属等均会影响植物的正常生长，严重时会导致植物大面积死亡、产量大幅度降低、品质明显下降，严重威胁到我国粮食安全与国民饮食健康。因此，提高植物对逆境的适应能力，降低自然胁迫对植物造成的伤害，阐明植物耐逆抗逆机理势在必行。转录因子能够特异性识别并结合基因启动子顺式作用元件，起始下游基因表达，参与植物生长发育、物质代谢、细胞分化及胁迫应答等多种生物学过程。AP2/ERF 是植物中广泛存在的一类转录因子，参与植物生长发育与逆境适应过程，其中 DREB 转录因子隶属于 AP2/ERF 转录因子家族，不仅参与植物感知逆境胁迫，也能调控植物对逆境的适应性。另外，DREB 类转录因子对植物激素信号也非常敏感，在植物激素信号转导通路中发挥关键作用。目前，国内外学者对植物 DREB 转录因子报道较多，涉及的植物种类也较为广泛，涵盖了禾本科、豆科、十字花科、杨柳科等。

　　本书以豆科锦鸡儿属 DREB 转录因子功能的阐释为目标，介绍了课题组近些年来在 DREB 转录因子方面所做的工作，从基因家族分类、序列结构分析、表达载体构建、耐逆与抗逆性评价等方面进行了系统的研究。选用模式植物拟南芥的同时，借助中间锦鸡儿瞬时表达转化技术，围绕 DREB 转录因子的功能进行了深入、细致的研究，希望能够为我国干旱、半干旱地区植物抗逆基因资源挖掘与抗逆育种提供有效途径，为改良植物抗逆性提供必要的思路，为锦鸡儿属植物生态功能的开发与资源高效利用提供新信息。同时，本书可供植物学、农学及林学相关从业人员与科研人员参阅。本书所涉及的工作在内蒙古农业大学旱寒区植物逆境适应与遗传修饰改良自治区重点实验室完成，得到内蒙古自治区重点研发和成果转化计划（科技合作）项目（2023KJHZ0013）、内蒙古自治区重点实验室建设项目、内蒙古自治区科技计划项目（2022YFHH0022）、内蒙古自治区自然科学基金（2022QN03013）、内蒙古自治区直属高校基本科研业务费（BR220502）等资助。本书在撰写过程中参考了较多国内外同行的相关文献和资料，在此表示诚挚的感谢。

由于业务水平所限，不足之处在所难免，恳请广大读者批评指正。

刘　坤

2024 年 1 月 11 日

目 录

第一章
概　述

第一节　AP2/ERF 转录因子研究进展

　　植物细胞能够感知外界多种非生物胁迫信号，并通过各种信号途径对其进行转导，包括第二信使 Ca^{2+}、ROS（Reactive oxygen species）以及植物激素等（图 1–1）。各种激酶，如钙依赖性蛋白激酶（Calcium–dependent protein kinase，CDPK）、丝裂原活化蛋白激酶（Mitogen–activated protein kinase cascades，MAPK）以及蛋白磷酸酶（Protein phosphatase，PP）等能够感知上游信号，并且将这种信号传递给下游转录因子，如 AP2/ERF、NAC、MYB/MYC、bHLH 以及 WRKY 等，转录因子能够激活植物体内各种防御途径，如活性氧簇（ROS）清除和抗氧化代谢等，并且还能够参与调控许多与逆境胁迫相关基因的表达，从而赋予植物细胞抵抗外界逆境胁迫的能力。其中，AP2/ERF 类转录因子在植物抵抗非生物胁迫的信号途径中发挥着重要的作用。

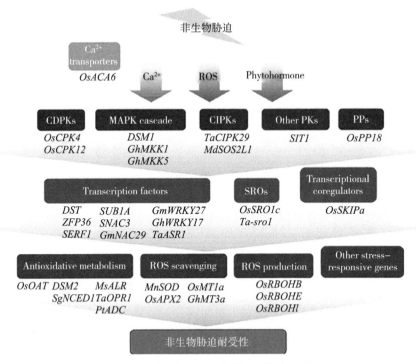

图 1-1 植物细胞响应多种非生物胁迫示意图

一、AP2/ERF 转录因子的结构特征与分类

AP2/ERF 转录因子是植物中一类十分重要的转录因子家族，能够参与植物各种生长发育过程的调控以及多种逆境胁迫的响应。AP2/ERF 转录因子序列上含有长度为 57 ～ 70 个氨基酸残基的保守 AP2 结构域，该结构域中含有一个双亲性的 α - 螺旋和 3 个反向平行的 β - 折叠，β - 折叠区域为顺式作用元件结合区，每个 AP2 结构域中还含有 YRG 和 RAYD 2 个保守元件，其中，YRG 元件位于 AP2 结构域的 N- 末端，由 19 ～ 22 个氨基酸残基组成，RAYD 元件位于 AP2 结构域的 C- 末端，由大约 43 个氨基酸组成，这两种元件在 AP2/ERF 转录因子与各类顺式作用元件的结合中发挥着重要的作用。

依据序列的相似性、AP2 结构域的数量以及其他结构域的数量，拟南芥中 AP2/ERF 转录因子家族被分为 5 个亚家族，包括 AP2、DREB、ERF、RAV（Related to ABI3/VP1）和 Soloist 类。其中，AP2 亚家族含有 2 个 AP2 保守结构域，DREB 和 ERF 亚家族均含有 1 个 AP2 保守结构域，RAV 亚家族含有 1 个 AP2 保守结构域和 1 个 B3 保守结构域，Soloist 类中也含有 1 个 AP2 结构域，但是 Soloist 类的

AP2 结构域中不含有 WLG 基序。DREB 和 ERF 亚家族又被各分为 6 个组，DREB 被分为 A1 ～ A6 组，ERF 被分为 B1 ～ B6 组，其中，AP2 结构域序列和结构上的细微差别会直接影响到与下游顺式作用元件结合的特异性。

二、AP2/ERF 转录因子家族鉴定与分析

早在 2002 年，Sakuma 等就报道拟南芥中含有 145 个 AP2/ERF 转录因子，2006 年，Nakano 等又在 Sakuma 的研究基础上对拟南芥的 AP2/ERF 类转录因子进行了更进一步的分析（表 1-1）。在 Sakuma 的报道中，ERF 亚家族和 DREB 亚家族中共有 121 个成员，AP2 亚家族共有 17 个成员，RAV 亚家族共有 6 个，以及 1 个 Soloist 成员 AL079349；而在 Nakano 的研究中，Soloist 亚家族基因为 At4g13040，这与 Sakuma 的研究结果是一致的。另外，Nakano 将 Sakuma 分类中的 DREB 和 ERF 2 个亚家族为 1 个家族，命名为 ERF 家族，最终，Nakano 发现在拟南芥中共有 147 个 AP2/ERF 转录因子成员，其中包含在 Sakuma 研究中未发现的 AP2 亚家族成员 At5g60120 以及 ERF 亚家族成员 At1g22190。

表 1-1 拟南芥 AP2/ERF 家族转录因子的数量与分类

Nakano 等（2006）			Sakuma 等（2002）		
分类	亚组	数量/个	分类	亚组	数量/个
	2 AP2 domain	14		2 AP2 domain	14
	1 AP2 domain	4		1 AP2 domain	3
AP2 家族		18	AP2 亚家族		17
	Groups I to IV	57	DREB 亚家族	A1 ～ A6	56
	Groups V to X	58	ERF 亚家族	B1 ～ B6	65
	Groups VI –LandXb–L	7			
ERF 家族		122	DREB and ERF 亚家族		121
At4g13040		1	AL079349		1
RAV 家族		6	RAV 亚家族		6
共计（AP2+ERF+RAV+At4g13040）		147	共计（AP2+ERF+RAV+AL079349）		145

除拟南芥外，目前还有许多植物的 AP2/ERF 类转录因子家族被相继报道，我们在 Li 的研究基础上，对目前已报道的 AP2/ERF 转录因子家族的物种进行了统计，统计结果见表 1-2。不同学者对相同的物种可能有着不同的统计结果，例如 Nakano

等报道水稻中共含有 157 个 AP2/ERF 转录因子家族基因，而 Sharnoi 等报道有 163 个。Chen 等报道二穗短柄草（*Brachypodium distachyon*）中共含有 149 个 AP2/ERF 转录因子家族基因，共分为 4 个亚家族；而 Cui 等也对二穗短柄草 AP2/ERF 转录因子家族基因进行了统计，共获得 141 个 AP2/ERF 转录因子家族基因，也分为 4 个亚家族。Wu 等报道毛竹（*Phyllostachys edulis*）中共含有 121 个 AP2/ERF 转录因子，随后，Huang 等则报道毛竹中共含有 142 个 AP2/ERF 转录因子。Song 等报道了油菜（*Brassica rapa*）中共含有 291 个 AP2/ERF 转录因子家族，同年，Liu 等研究发现油菜中共含有 281 个 AP2/ERF 转录因子家族成员。我们对产生这种现象的原因进行了归纳总结：一是有些 AP2/ERF 转录因子家族基因存在可变剪接，有的学者认为，每一种剪接体都是单独的 1 个基因，而有的人则认为，来源于相同基因的不同剪接体即为相同的基因，这样就使得基因的数量有所不同；二是有学者认为，只要含有 AP2 结构域的基因均归为 AP2/ERF 转录因子家族，而有的学者将一些基因上除了含有 AP2 结构域之外还具有其他的结构域的基因也算在内，这样就会导致数量上的不同；三是有学者在分析 AP2/ERF 基因家族时，将 AP2/ERF 结构域完整性较低的基因也纳入 AP2/ERF 转录因子家族基因中，而有的学者在统计时并没有将这部分基因包括在内，只对具有完整 AP2/ERF 结构域的基因进行了统计，这样就导致 AP2/ERF 转录因子在数量上会有明显的差别。

表 1-2 不同植物 AP2/ERF 类转录因子总结

科（Family）	植物（Plants）	分类（Classification）					总计
		DREB	ERF	AP2	RAV	Soloist	
禾本科（Gramineae）	水稻（*Oryzae sativa*）	52	79	26	6	0	163
	玉米（*Zea mays*）	51	107	22	3	1	184
	小麦（*Triticum aestivum*）	57	47	9	3	1	117
	毛竹（*Phyllostachys edulis*）	47	64	23	7	1	142
	二穗短柄草（*Brachypodium distachyon*）	65	57	23	4	0	149
	高粱（*Sorghum bicolor*）	52	53	16	4	1	126
豆科（Leguminosae）	鹰嘴豆（*Cicer arietinum*）	43	76	24	2	2	147
	木豆（*Cajanu scajan*）	50	98	25	2	1	176
	蒺藜苜蓿（*Medicago truncatula*）	41	66	21	3	0	131
	菜豆（*Phaseolusv ulgaris*）	54	95	26	3	1	179
	百脉根（*Lotus japonicus*）	48	74	14	2	2	140

续表

科（Family）	植物（Plants）	分类（Classification）					总计
		DREB	ERF	AP2	RAV	Soloist	
十字花科（Brassicaceae）	油菜（Brassica rapa）	109	139	29	14	0	291
	拟南芥（Arabidopsis thaliana）	57	65	18	6	1	147
	欧洲油菜（Brassica napus）	214	221	58	19	3	515
	甘蓝（Brassica oleracea）	119	122	31	7	2	281
茄科（Solanaceae）	番茄（Solanum lycopersicum）	49	88	27	3	0	167
	马铃薯（Solanum tuberosum）	56	126	47	1	1	231
松科（Pinaceae）	挪威云杉（Pice aabies）	117	118	23	16	1	275
杨柳科（Salicaceae）	毛白杨（Populus trichocarpa）	77	91	26	5	1	200
卷柏科（Selaginellaceae）	江南卷柏（Selaginella moellendorffii）	23	44	25	3	3	98
无油樟科（Amborellaceae）	无油樟（Amborella trichopoda）	24	36	11	1	1	73
大戟科（Euphorbiaceae）	巴西橡胶树（Hevea brasiliensis）	33	82	20	4	3	142
蔷薇科（Rosaceae）	苹果（Malus domestica）	68	127	51	6	7	259
葡萄科（Vitaceae）	葡萄（Vitis vinifera）	40	82	20	6	1	149
伞形科（Umbelliferae）	胡萝卜（Daucus carota）	69	145	38	12	3	267
葫芦科（Cucurbitaceae）	黄瓜（Cucumis sativus）	42	61	20	4	4	131
芸香科（Rutaceae）	甜橙（Citrus sinensis）	35	67	18	4	2	126
葫芦藓科（Funariaceae）	小立碗藓（Physcomitrella patens）	76	81	22	2	2	183
衣藻科（Chlamydomonadaceae）	衣藻（Chlamydomonas reinhardtii）	0	12	12	0	0	24
	团藻（Volvox carteri）	0	4	13	0	0	17

目前，已测序的豆科植物的 AP2/ERF 转录因子家族大多进行了全基因组的鉴定和分析，我们对其进行了统计，结果如表 1-3，统计结果参照了 Agarwal 等的报道。

Zhang 等在二倍体大豆中鉴定出 148 个 AP2/ERF 转录因子家族成员，将编码 1 个 AP2 结构域的基因分为 1 个家族，命名为 ERF 家族，共 120 个基因，其中，能够编码 1 个完整 AP2 结构域的基因共有 98 个，命名为 GmERF001 ～ GmERF098，而这 98 个 ERF 家族基因又被分为 DREB 亚家族和 ERF 亚家族，其中，DREB 亚家族基因共 36 条，ERF 亚家族基因共 62 条。而 ERF 家族中剩余的 22 条则不能够编码完整 AP2 结构域，作者未对这 22 个基因进行更细致的分组。Agarwal 等对 5 种已经测序的豆科植物的 AP2/ERF 转录因子家族基因进行了统计（表 1–3），结果表明，鹰嘴豆（*Cicer arietinum*）中 AP2/ERF 类转录因子有 147 个，木豆（*Cajanus cajan*）中有 176 个，蒺藜苜蓿中有 131 个，菜豆中有 179 个，百脉根中有 140 个。不同于上述结果的是，Shu 等在基因组水平上对蒺藜苜蓿 AP2/ERF 转录因子家族进行了分析，共鉴定出 123 个 AP2/ERF 转录因子，并对这些转录因子进行了重新分组与命名。

表 1–3　豆科植物 AP2/ERF 转录因子家族亚组分类

亚家族 (Subfamily)	亚组 (Subgroup)	鹰嘴豆 (Ca)	木豆 (Cc)	菜豆 (Pv)	蒺藜苜蓿 (Mt)	百脉根 (Lj)	大豆 (Gm)
DREB	A1	6	5	8	4	7	3
	A2	5	9	8	7	4	6
	A3	1	1	1	1	1	1
	A4	14	18	19	14	18	11
	A5	10	10	10	11	11	7
	A6	7	7	8	4	7	9
	共计	43	50	54	41	48	37
ERF	B1	12	16	17	17	12	12
	B2	5	5	4	6	4	10
	B3	23	39	33	16	26	21
	B4	14	8	9	6	7	6
	B5	8	7	8	5	6	5
	B6	14	23	24	16	19	7
	共计	76	98	95	66	74	61
AP2		24	25	26	21	14	26
RAV		2	2	3	3	2	2
Soloist		2	1	1	0	2	0
其他							22
共计		147	176	179	131	140	148

三、AP2/ERF 转录因子的功能

1994 年，Jofuku 等最早发现 AP2/ERF 转录因子能够在模式植物拟南芥中调控花分生组织建成、花器官的形成、花发育相关基因的表达以及种子的发育过程。随后，1995 年，Ohme–Takagi 等从烟草和一些其他植物中分离出能够特异性地识别乙烯诱导病程相关蛋白基因启动子区域的 GCC–box 的转录因子，能够参与乙烯响应过程，根据其编码的产物，将它们命名为 *EREBP-1*、*EREBP-2*、*EREBP-3* 和 *EREBP-4*。随后关于 AP2/ERF 转录因子功能研究的报道也越来越多，研究涉及的物种也越来越广泛，涵盖了模式植物拟南芥、烟草、大豆、百脉根、水稻和玉米等，其他植物如绿豆（*Vigna radiata*）、甘薯（*Ipomoea batatas*）、棉花、刚毛柽柳、小麦、苹果（*Malus sieversii*）、麝香葡萄（*Muscadinia rotundifolia*）、木薯（*Manihot esculenta*）、丹参（*Salvia miltiorrhiza*）以及油松（*Pinus tabuliformis*）等诸多植物中也有相应的报道。

许多报道都已证实，AP2/ERF 转录因子能够广泛地参与调节植物的多种生物学过程，包括植物的生长和发育过程，如根的起始和形成、果实成熟、种子发育、花发育以及体细胞胚的发育等。另外，AP2/ERF 转录因子，尤其是 DREB 和 ERF 两个亚家族，能够参与调控干旱、高盐碱、高温、冷冻、衰老、氧化和重金属离子等非生物胁迫，并且还能够参与调控病原菌和病毒侵染等生物胁迫。此外，这两个亚家族还能够参与乙烯、脱落酸、茉莉酸、水杨酸以及赤霉素等植物激素的信号转导途径。

第二节　DREB 转录因子亚家族研究进展

脱水响应元件结合蛋白（Dehydration responsive element binding protein，DREB）是 AP2/ERF 转录因子家族中非常重要的一类植物特有的亚家族，该亚家族成员均含有 1 个高度保守的 AP2 结构域，在该结构域上的第 2 个 β – 折叠中的第 14 位的 Arg 和第 19 位的 Trp 能够特异性地识别下游顺式作用元件。DREB 亚家族成员能够与基因启动子区域的 DRE/CRT 顺式作用元件特异性结合，其中，DRE/CRT 基序含有 6 bp 的保守核心序列：A/GCCGAC。DRE/CRT 元件首次发现是在干旱响应基因 *RD29A*（*Responsive to desiccation 29A*）的启动子上，*RD29A* 能够在干旱、高盐和低温的诱导下表达上调，这就是 DREB 转录因子与 *RD29A* 基因启动子区域的 DRE 元件相互作用的结果。

一、DREB 转录因子亚家族的结构、特性与分类

在拟南芥中，根据 DREB 转录因子亚家族的结构特点，可以将其进一步分为 A1 ～ A6 组，不同的组在植物中有着不同的功能。

对多种植物的 DREB 亚家族转录因子的氨基酸序列比对发现，在 AP2 结构域的中间位置具有很高的序列相似性，这部分区域也是 DREB 类转录因子亚家族最重要的特征区域，然而在 AP2 结构域的氨基端和羧基端的序列相似度就比较低。DREB 不同组之间具有不同的保守基序。

1. DREBA1 组

ORF 编码的氨基酸序列的羧基端含有一段高度保守的 LWSY 序列，另外，在 AP2 结构域的两端含有两个特征性的短肽，一个是位于 AP2 结构域上游的核定位信号序列（NLS）PKK/RPAGRxKFxETRHP，另一个是位于 AP2 结构域下游保守的 DSAWR 基序，这些保守序列只特异性地存在于 DREBA1 组中。

2. DREBA2 组

在氨基酸序列的羧基端含有高度保守序列 GDDGFSLFxY，另外在 AP2 结构域上游还含有保守的 PKK-like 核定位信号序列 RKxPAKGSKKGCMxGKGGPENxx，但是在 AP2 结构域的下游没有保守序列出现。

3. DREBA3 组

氨基酸序列的羧基端高度保守的序列为 GSIWDxxDPFF，在 AP2 结构域的上游含有 RKxxxxKGGPxNxKF 保守序列。与 A2 组类似的是，在 AP2 结构域的下游也未找到相应的保守序列。

4. DREBA4 和 A5 组

在序列上并没有明显的结构特点。

5. DREBA6 组

在氨基酸序列的羧基端含有一段高度保守的序列 KYPSxEIDW。

另外，在 DREB 转录因子亚家族基因结构的中间位置含有与 AP2 结构域相邻的保守丝/苏氨酸富集区，该区域在脱水条件下可以被磷酸化。

在序列结合特异性方面，DREBA1 组和 A2 组成员对于识别 DRE 元件核心序列 A/GCCGAC 的能力略有不同，当该元件中的第 2 个 A 被替换为 C 或 T，或者第 3 位的 C 被替换为 T 时，DREB1A 依然能够结合突变的 DRE 元件核心序列，而 DREB2A 则不能结合。另外，将 DREB1A AP2 结构域上的谷氨酸（E）突变为谷氨酰胺（D）后，DREB1A 还能够特异性地识别 DRE 元件，但不能与 GCC-box 有效的结合，将缬氨酸（V）突变为丙氨酸（A）后，DREB1A 与这 2 个元件均不能结合，说明第 14 位缬氨酸（V）是 DREB1A 结合下游元件的关键氨基酸。相反地，将 DREB2A 中这 2 个氨基酸任意突变 1 个，就会导致 DREB2A 不能与 DRE 元件有效的结合，说明第 14 位缬氨酸（V）和第 19 位的谷氨酸（E）在 DREB2A 结合 DNA 上均有重要的作用。

在拟南芥中，DREBA1 组共有 6 个成员，分别为 *CBF1*（*C-repeat-Binding Factor1*）/ *DREB1C*、*CBF2/DREB1B*、*CBF3/DREB1A*、*CBF4/DREB1D*、*DDF1*（*Dwarf and Delayed-Flowering 1*）/*DREB1E* 和 *DDF2/DREB1F*，其中根据功能的不同又被分为 2 类，*CBF1/DREB1C*、*CBF2/DREB1B*、*CBF3/DREB1A* 为第 1 类，*CBF4/DREB1D*、*DDF1/DREB1F* 和 *DDF2/DREB1E* 为第 2 类。DREBA2 组有 8 个成员，根据 A2 组基因之间的亲缘关系又可以将其分为 3 类，*DREB2A*、*DREB2B*、*DREB2C*、*DREB2E* 和 *DREB2H* 为第 1 类，*DREB2D* 和 *DREB2G* 为第 2 类，*DREB2F* 为第 3 类。而与拟南芥不同的是，水稻中 DREBA2 组共有 6 个成员，其中，*OsDREB2A* 和 *OsDREB2B* 为第 1 类，*OsDREB2C* 为第 2 类，*OsDREB2E* 为第 3 类，*OsABI4* 为第 4 类，而 *OsDREB2D* 基因的序列，包括 AP2/ERF DNA 结合结构域的序列与其他 *OsDREB2s* 基因序列有着明显的不同，故未将其进行分类。拟南芥 DREBA3 组只有一个成员 *ABI4*，其与水稻 DREBA2 组中第 4 类成员 *OsABI4* 相似性较高，有人也将其归为 DREBA2 组的第 4 类。DREBA4 组有 16 个成员，包括 *TINY* 和 *TINY2* 等。DREBA5 组也有 16 个成员，包括 *RAP2.1*（*Related to AP21*）、*RAP2.9*（*Related to AP29*）和 *RAP2.10*（*Related to AP210*）等。DREBA6 组有 9 个成员，其中包括 *RAP2.4*（*Related to AP24*）等。

二、DREB 类转录因子的功能

DREB 类转录因子能够广泛地参与到植物响应生物胁迫和非生物胁迫的过程中，此外，其还能够在植物激素信号转导中发挥重要的作用。

1. 在非生物胁迫中的功能

（1）冷响应机理及功能。冷胁迫严重制约着植物的生长发育和分布，了解植物如何响应和转导冷信号一直都是人们感兴趣的话题。研究表明，DREBA1 组成员，即 *CBF/DREB1s*，几乎都能够受到冷胁迫的诱导，并且 *CBF/DREB1s* 也能够激活相应的低温响应基因如 *COR47*（*Cold regulated 47*）和 *COR15a*（*Cold regulated 15a*）的表达。当冷信号到来时，植物细胞能够通过质膜或者内质网上的 COLD1（Cold sensor chilling–tolerance divergence 1）冷响应受体感知外界的冷信号，随后被激活的 COLD1 与 RGA1（Rice G–protein a subunit1）亚基相互作用，激活下游

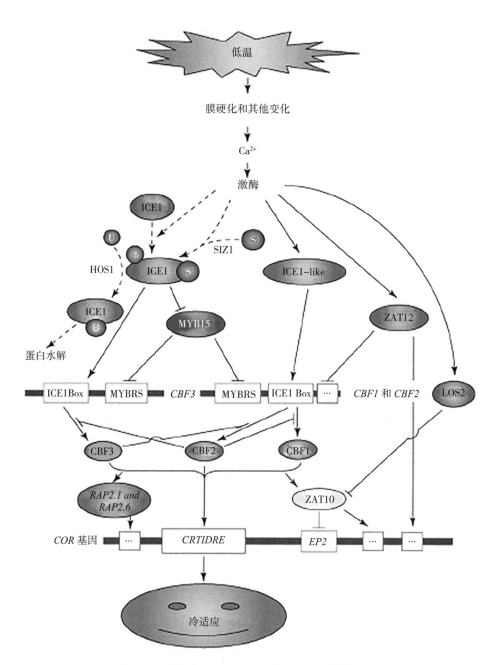

图 1-2 冷胁迫下 CRT/DRE 转录因子调控模式图

Ca²⁺ 信号，Ca²⁺ 再将信号传递给下游的蛋白激酶，将信号级联传递，如图 1-2 所示，随后蛋白激酶可以将 ICE1（Inducer of CBF expression1）磷酸化，激活 ICE1 的表达。另外，SIZ 介导的 SUMO（Small ubiquitin–related modifier）能够将 ICE1

的 393 位的赖氨酸（K）泛素化，从而抑制 ICE1 被泛素化降解。*ICE1* 编码 1 个 MYC 型的 bHLH 转录因子，在冷信号途径中，能够特异性地识别 *CBFs* 基因启动子上的 MYC 序列，从而激活 *CBFs* 基因的表达。而被激活的 CBFs 又能够识别冷响应基因 *CORs* 上的 DRE/CRT 元件，激活 *COR* 基因的表达，提高植物对冷的耐受力。另外，CBFs 也能够调控下游 *RAP2.1* 和 *RAP2.6* 基因的表达，从而激活下游 *CORs* 基因的表达。MYB15 和 ZAT12（C2H2 zinc finger protein 12）能够抑制 *CBFs* 的表达，HOS1（High expression of osmotically responsive genes 1）能够通过泛素化和 26S 蛋白酶体途径降解 ICE1，从而抑制 *CBFs* 的表达。CBFs 还可以调控 ZAT10 转录因子的表达，ZAT10 又能够抑制 *COR* 基因的表达，而 LOS2（Low expression of osmotically responsive genes 2）又能抑制 ZAT10 的表达。

目前对于 DREB 类转录因子冷响应的研究较多。CBF/DREB1 家族成员，即 *CBF1/DREB1C* ~ *CBF3/DREB1A*，在拟南芥基因组的 4 号染色体上是串联排列的。近几年对于 *CBF/DREB1s* 基因功能的研究主要是通过 RNA 干扰和 CRISPR–Cas9 技术。朱健康等利用 CRISPR–Cas9 技术成功地构建了拟南芥 *cbf123* 三突变体株系，研究发现 *cbf123* 株系不耐受冷冻胁迫，双突变体 *cbf2cbf3* 对冷胁迫敏感，而 *cbf1cbf3* 对冷胁迫不敏感，说明 *AtCBF2* 要比 *AtCBF1* 和 *AtCBF3* 在冷驯化依赖的冷冻耐受方面发挥着更重要的作用。而杨淑华等利用 CRISPR–Cas9 技术也成功构建了 *cbf123* 三突变体拟南芥幼苗，经过冷驯化后的 *cbf123* 幼苗要比冷驯化后的 *cbf2*、*cbf3* 以及 *cbf1cbf3* 双突变体对于冷冻胁迫更敏感，说明 *CBF/DREB1s* 能够调控植物的冷驯化过程并且存在功能冗余。然而，一些学者在研究 *CBFs* 基因功能时却有不同的看法。Novillo 等研究发现拟南芥 *cbf2* 突变体对冷的耐受性明显增强，而朱健康等则认为 *cbf2* 突变体对冷胁迫有轻微的敏感性。另外，Novillo 等通过 RNA 干扰技术构建的 *cbf1cbf3* 拟南芥双突变体株系和杨淑华等构建的 *cbf1cbf3* 双突变体株系均不能很好地抵抗冷冻胁迫，然而，朱健康等构建的 *cbf1cbf3* 双突变体则对冷胁迫不敏感。这种差异可能是多种因素导致的，原因之一可能是 *CBFs* 基因在染色体上的排列方式是串联的，当突变其中 1 个或 2 个基因时，不能确保其他的基因没有受到影响；另外，在 *CBFs* 周围也会有许多基因表达调控的关键元件，基因的突变或者片段的大面积删除也会导致关键调控元件的缺失，突变的表型就无法确定是由什么引起，所以，*CBFs* 基因之间的这种复杂的关系还有待进一步的研究。

在植物冷胁迫响应途径中，DREB 转录因子的其他组的报道则相对较少。*OsDREB2B* 受冷诱导，在冷处理 24 h 后表达量上升 20 倍，而 *OsDREB2A* 受热、干旱和高盐的诱导，不受冷诱导。胡杨（*Populus euphratica*）*PeDREB2* 属于 DREBA2 组，它能够受到冷、干旱和高盐的诱导，不受 ABA（脱落酶）的诱导。*AtTINY* 与 DRE 和 ERE 元件具有相同的结合能力，并且能够有效地激活烟草细胞中的报告基因。*AtTINY* 受到干旱、冷、乙烯的强烈诱导，受茉莉酸甲酯的轻微诱导，在拟南芥中过表达 *AtTINY* 后，植株矮小，发育迟缓，植物体内 *COR6.6*、*COR15A* 和 *COR78* 等冷信号基因表达明显上调。在未经过处理的野生型拟南芥中，*AtTINY2* 的表达量比较低，而在 ABA、冷、机械损伤、盐和干旱处理下，*AtTINY2* 表达量明显上升，冷处理后，表达量上升 5 倍。在冷处理 0.5 h 后，在大豆幼苗中能够检测到 *GmDREB3* 的表达，但在冷处理 3 h 后又检测不到基因的表达，并且 *GmDREB3* 不响应干旱、高盐和 ABA 处理，这种表达模式不同于其他的 DREBA5 组成员，但是与 DREBA1 组基因的表达模式比较相似。冷胁迫处理下，转 *GmDREB3* 基因拟南芥的鲜重和存活率均要高于野生型。Figueroa 等检测了番木瓜（*Carica papaya*）根、茎和叶中 *CpRap2.4a*、*CpRap2.4b*、*CpRap2.1* 和 *CpRap2.10* 基因受冷诱导情况，发现这 4 个基因均能受到冷处理的快速诱导，在处理 15 min 后，4 个基因在茎和叶中表达量都有明显上升，并且能够维持较长时间，其中 *CpRap2.4a* 和 *CpRap2.10* 变化较为明显。另外，*CpRap2.4a*、*CpRAap2.4b*、*CpRap2.1* 和 *CpRap2.10* 的转基因烟草在冷胁迫处理下也表现出比野生型更强的耐冷性。

（2）干旱、盐和热响应机理及功能。DREB 响应干旱、盐和热胁迫的分子机制如图 1-3 所示，以 DREBA2 亚组为例进行阐释。在正常条件下，PI-PLC/PA（Phosphoinositide-dependent phospholipases C）诱导的阻遏途径或者 DRIP1/DRIP2（DREB2A-interacting protein 1/DREB2A-interacting protein 2）介导的泛素化降解途径能够将细胞内 DREB2 转录因子的表达量维持在一个内外平衡的水平。当植物细胞受到外界胁迫刺激时，细胞核中相关调控因子如 ABA 响应元件结合蛋白（ABA-responsive element-binding proteins，AREB）、热激转录因子（Heat shock transcription factor，HSF）以及生长调节因子（Growth regulation factor，GRF）等就会调控 *DREB2* 基因的表达。随后，DREB2 转录因子的功能在去磷酸化或者移除 PEST 序列等翻译后修饰的过程中被激活。PEST［Proline（P），Glutamicacid（E），Serine（S），And Threonine（T）］序列为一段保守氨基酸序列，又被称为负调控结构域（Negative regulatory domain，NRD）。PEST 序列存在于 AP2 结构域的周围，其富含丝 / 苏氨酸残基，能够被蛋白激酶 C（Protein kinase C，PKC）或酪蛋白激酶 2（Casein kinase，CK2）等蛋白激酶磷酸化。PEST 序列是蛋白质降解的信号肽，在正常条件下，该序列是被抑制的，而在干旱或者盐等胁迫条件下，该序列就会被修饰。蛋白降解的重要标志就是 PEST 序列被磷酸化。持续激活后的 DREB2 转录因子就会与 AREB、SRO、RCD1（Radical-induced cell death1）、NF-Y（Nuclear factorY）和 HSF 等相互作用，从而激活下游胁迫相关基因的表达。

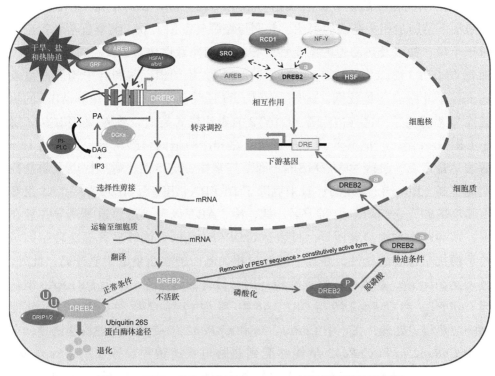

图 1-3 干旱、盐和热胁迫下 DREB2s 转录因子调控模式图

许多研究表明，DREB 类转录因子能够广泛参与到干旱、盐和热胁迫响应途径中。水稻 *OsDREB1B* 能够受到冷、甘露醇、NaCl 和 PEG 的诱导，另外，甲基紫精、ABA 和水杨酸等多种条件也能够强烈地诱导 *OsDREB1B* 基因的表达，异源表达 *OsDREB1B* 能够显著提高转基因烟草抵抗非生物胁迫的能力。Tao 等对中国传统中药材丹参的抗旱机制进行了研究，发现异源表达 *AtDREB1C* 转基因丹参比野生型更加抗旱，但植株较小，叶绿素含量、超氧化物歧化酶（Superoxide Dismutase，SOD）以及过氧化物酶（Peroxidase，POD）等生理指标均显著高于野生型株系，丙二醛（Malondialdehyde，MDA）含量显著低于野生型。An 等研究表明，木薯 *MeCBF1/DREB1B* 不仅受冷胁迫诱导，还受到盐、PEG 以及 ABA 的强烈诱导。*MeCBF1/DREB1B* 的表达存在组织特异性，在植物的茎以及成熟叶中表达水平较高，而在顶芽和茎形成层表达量较低。异源表达 *MeCBF1/DREB1B* 增强了转基因拟南芥对于冷害和冻害的耐受性；过表达 *MeCBF1/DREB1B* 明显增强了转基因木薯对于冷害、氧化胁迫以及干旱胁迫的耐受性。*GmDREB2A*、*MtDREB2A* 和 *AtDREB2A* 能够受到干旱、盐、热以及冷胁迫的不同程度的诱导，过表达 *GmDREB2A*、*MtDREB2A* 和 *AtDREB2A* 能够激活下游胁迫相关基因的表达，并明显增强转基因大豆、蒺藜苜蓿和拟南芥对于干旱、盐以及热胁迫的耐受性。根据序列同源性比对以及系统进化分析，棉花 *GhDPB3* 被归为 DREBA4 组，其在 2 周大小的根、茎和叶中均能高量表达，在子叶中表达量较低，此外，*GhDPB3* 还受到干旱、盐、冷和 ABA 的快速而显著的诱导，这与拟南芥 *AtTINY2* 的表达模式类似。桑树 *MnDREB4A* 属于 DREBA4 组，它能够受到干旱、盐、热和冷胁迫的强烈诱导，在诱导 12 h 后表达量最高，过表达 *MnDREB4A* 烟草抗旱性、抗冷性、耐热性以及耐盐性明显提高。Bouaziz 等从马铃薯中克隆了 DREBA4 组基因 *StDREB1* 和 A5 组基因 *StDREB2*，它们均能受到干旱、盐、冷、ABA 以及渗透胁迫等诱导，且在根、茎和叶中均被显著诱导，过表达 *StDREB1* 基因后能够显著提高转基因马铃薯的抗旱性和耐盐性，并且下游胁迫相关基因的表达量也明显升高；此外，过表达 *StDREB2* 基因也能够提高转基因马铃薯的耐盐性。木瓜 DREBA5 组基因 *CpRap2.1* 和 *CpRap2.10* 与 DREBA6 组 基 因 *CpRap2.4a* 和 *CpRap2.4b* 均能够响应热胁迫处理，在茎中 *CpRap2.4a* 和 *CpRap2.10* 受到热处理快速诱导，在叶中 *CpRap2.4a* 和 *CpRap2.4b* 能够受到热胁迫快速诱导，另外，*CpRap2.4a*、*CpRap2.4b*、*CpRap2.1* 和 *CpRap2.10* 转基因烟草在 40℃热胁迫处理下幼苗存活率显著高于野生型。

（3）其他胁迫响应。除了冷、干旱、盐和热胁迫之外，DREB 类转录因子亚家族也能够参与到其他的胁迫响应过程中。Schwager 等研究发现，在拟南芥中过表达 *AtCBF2*（*AtDREB1C*）除了能够提高植物的耐寒性之外，还能够延缓由黑暗以及多种植物激素诱导的叶片衰老，并且还能够延长植物的生命周期 2 周之多。异源表达川桑（*Morus notalilis*）*MnDREB4A* 的烟草叶片较野生型叶片更绿，自然条件下衰老的速率比野生型低。拟南芥 AP2/ERF 转录因子 *CRF6* 除了受紫线、干旱、盐以及渗透胁迫诱导外，还受黑暗胁迫的强烈诱导。过表达 *CRF6* 会导致转基因拟南芥加速生长和发育，出现早衰表型，而 *crf6* 突变体则生长迟缓，并且叶片较小，这些结果说明 DREB 类转录因子能够参与植物衰老调控途径。Schwager 等在拟南芥中过表达 *AtCBF2* 后，转基因拟南芥更耐受由 H_2O_2 和百草枯等试剂引起的氧化胁迫，为了研究植物应对氧化胁迫的分子机制，对过表达 *AtCBF2* 株系的转录组数据进行分析发现，活性氧清除基因如 *SOD* 和 *CAT* 等的表达水平没有明显变化，而响应氧化胁迫的相关转录因子表达水平变化明显，如 *NAC*、*WRKY* 等，作者认为 *AtCBF2* 可能是通过激活了氧化胁迫途径中的某些关键的转录因子，从而增强了转基因拟南芥的抗氧化性。拟南芥 AP2/ERF 转录因子 *CRF6* 能够受到氧化胁迫诱导，在甲基紫精和 H_2O_2 分别处理 24 h 和 8 h 后，表达量上调 19.7 倍和 2.2 倍，说明 DREB 类转录因子参与植物氧化胁迫响应过程。辣椒（*Capsicum annuum*）*CaDREBLP1* 属于 DREBA1 组，能够受到干旱和高盐的不同程度的诱导，此外还受到机械损伤的诱导，但不受冷诱导。机械损伤能够对水稻 *OsDREB1A* 有短暂而迅速的诱导。拟南芥 *AtDREB2C* 在盐胁迫诱导下表达量显著上升，同时 AtDREB2C 受冷胁迫的轻微诱导，不受 ABA 的诱导，在甘露醇的诱导下表达量显著上升。

2. DREB 转录因子在生物胁迫中的功能

2017 年，Wu 等研究发现野生北美葡萄（*Muscadinia rotundifolia*）*MrCBF2* 在被葡萄霜霉病侵染后表达水平明显提高，并且在 7 h 时达到峰值，异源表达 *MrCBF2* 拟南芥与野生型相比抗病性、抗旱性和抗冻性明显增强，水杨酸含量增多、病程相关基因和冷相关基因表达水平明显上升。在烟草线条病毒（Tobacco streak virus，TSV）的侵染下，野生型烟草被感染的叶片出现大面积坏死，茎干坏死严重，而转 *OsDREB1B* 基因的烟草被感染的叶片上只出现坏死的斑点，茎干几乎没有坏死。此外，异源表达 *OsDREB1B* 烟草中病程相关蛋白基因（*Pathogenesis-related protein genes*，*PR*）的表达量明显上升，如 *PR1b*、*PR2*、*PR3*、*PR5* 等。新疆野苹果 *MsDREB2C* 受到干旱、盐、冷、热、ABA、水杨酸和茉莉酸的诱导，与野生型相比，转 *MsDREB2C* 基因拟南芥对苹果斑点落叶病菌（*Alternaria mali*）和丁香假单胞菌（*Pst* DC3000）的侵染敏感性更强，转基因株系中 *PR* 相关蛋白基因表达量显著降低，过氧化物酶活性在正常条件下与病原菌侵染条件下的活性均显著降低。这些结果说明 DREB 类转录因子能够参与植物抵抗病原菌以及病毒的侵染过程中。

3. DREB 转录因子在植物激素信号转导中的功能

植物激素脱落酸（Abscisic acid，ABA）、水杨酸（Salicylic acid，SA）、茉莉酸（Jasmonic acid，JA）、赤霉素（Gibberellin，GA）以及乙烯（Ethylene）等能够参与到多种植物的生物学过程中，包括种子休眠与萌发、根形态建成以及花发育相关过程等，而 DREB 类转录因子能够参与多种植物激素信号转导途径并发挥重要作用。在拟南芥中过表达 *AtCBF2*（*AtDREB1C*）后，转基因植株对于 ABA、乙烯、水杨酸和茉莉酸甲酯的耐受性明显提高。番茄（*Solanum lycopersicum*）*SlDREB3* 可以负调控许多 ABA 介导的过程，异源表达 *SlDREB3* 降低了转基因烟草种子对 ABA 的敏感性，延缓了 ABA 诱导的叶片衰老，增强了转基因烟草对 ABA 的耐受能力，并且能够延长植物自然衰老时间近 20 d，另外，异源表达 *SlDREB3* 还增强了转基因烟草耐甘露醇、盐和高糖的能力，这些结果表明 *SlDREB3* 很可能编码了 ABA 信号转导通路中的一个关键调节因子。拟南芥 *AtABI4* 和水稻 *OsAP2-39* 在 ABA–GA 的拮抗通路中具有关键作用，这 2 个转录因子能够精确调控 ABA 和 GA 的生物合成以及相关基因的表达模式，进而介导细胞内 ABA 和 GA 的水平变化。马铃薯 *StDREB1* 和 *StDREB2* 除了在干旱、盐、渗透、冷等诸多非生物胁迫的诱导下表达量上调，还能够受到外源 ABA 强烈的诱导，而拟南芥 *DREB2s* 类转录因子能够受到 ABA 的诱导，但是表达量变化都比较低。

4. DREB 转录因子的其他功能

虽然过表达 *DREB*s 够显著提高转基因拟南芥对低温、干旱、高盐和热等多种胁迫的耐受性，但往往会对植物造成严重的发育上的缺陷，例如植株发育迟缓、幼苗生长矮小、叶片衰老的延迟以及细胞寿命的延长等。很多学者对导致这种现象的原因进行了研究，发现过表达 DREB 类转录因子后能够激活 DELLA 蛋白的表达，DELLA 蛋白是赤霉素信号通路中关键的调节因子，而它的富集会导致植物体内赤霉素的含量下降，并最终导致植物发育迟缓以及生长严重受限。

此外，DREB 类转录因子还能参与调控植物种子的休眠与萌发、根的形成以及植物的生长发育等重要的生物学过程。Soderman 等和 Penfield 等均报道了拟南芥 DREBA3 组基因 *ABI4* 能够参与 ABA 介导的抑制种子萌发的过程。Huang 等研究发现拟南芥 *ABI4* 能够抑制 *ARR6*、*ARR7* 和 *ARR15* 的表达，而这些 *ARRs*（*Arabidopsis response regulators*）受细胞分裂素的诱导，能够促进种子萌发和子叶变绿。Shkolnik-Inbar 等研究发现在拟南芥根中能够检测到 *AtABI4* 的表达，过表达 *ABI4* 后，转基因拟南芥的侧根形成被破坏，而在 *abi4* 突变体中，侧根发育正常。在 *ABI4* 过表达株系中 *PIN1* 表达量下降，而在 *abi4* 突变体中 *PIN1* 表达量上升，并且对 ABA 和细胞分裂素的抑制作用不敏感，作者推测 *ABI4* 能够通过抑制生长素的极性运输来调控 ABA 和细胞分裂素对侧根形成的抑制。Kerchev 等研究发现拟南芥 *AtABI4* 能够通过茉莉酸信号调节植物的生长和胁迫相关基因的表达，并且 *AtABI4* 能够被低浓度的抗坏血酸诱导从而激发 ABA 和茉莉酸依赖的信号通路共同参与调节植物的生长发育过程。

第三节　瞬时表达研究进展

一、稳定表达与瞬时表达

目前，植物分子生物学中研究的一个热点是在同源或者异源系统中表达目的基因。在过去的 20 年中，人们建立了许许多多的将外源基因转移到植物或者植物的特定器官中的方法和技术，包括植物的稳定遗传转化和瞬时表达转化等，因此，通过稳定表达或瞬时表达的技术将目的基因在植物体内进行高效表达，对于研究基因功能是必不可少的重要手段。其中，稳定表达是通过农杆菌介导法或者花粉管通道等方法将外源目的基因转入宿主细胞，外源基因在宿主细胞的基因组上进行重组并将基因所携带的信息传递给下一代，且能够在下一代中稳定表达的技术。瞬时表达技术是在相对较短的时间内将目的基因转入靶细胞，在细胞内建立暂时高效的表达系统，获得该目的基因短暂的高水平表达的技术。

稳定表达的方法适用于具有成熟的遗传转化体系的植物，如拟南芥（*Arabidopsis thaliana*）、烟草（*Nicotiana tabacum*）、大豆（*Glycine max*）、紫花苜蓿（*Medicago Sativa*）、玉米（*Zea mays*）以及水稻（*Oryza sativa*）等，而瞬时表达技术则更适用于生命周期较长、自身结构较为复杂并且难以进行遗传转化的一些植物，如桦木（*Betula platyphylla*）、白杨（*Populus simonii*）、黄柏（*Phellodendron amurense*）、可可树（*Phellodendron amurense*）以及巴西橡胶树（*Hevea brasiliensis*）等。

二、植物瞬时表达

植物瞬时表达技术是一种获得目的基因短暂的、高水平表达的技术，能够方便、快捷地对目的基因的功能进行研究。与植物的稳定遗传转化技术相比，植物瞬时表达技术不需要通过长时间的转基因植物的筛选、传代，非常适用于再生困难的植物。此外，瞬时表达具有操作简单、周期短、表达效率高等优点。常用的瞬时表达方法有基因枪法、原生质体 PEG 介导法或电击法、植物病毒载体介导方法以及农杆菌介导的渗透侵染法。

　　基因枪法是一种适用于几乎所有植物的有效的基因转化方法，许多学者都已经报道利用基因枪技术在一些经济作物如水稻和马铃薯（*Solanum tuberosum*）中成功获得了转基因植株。基因枪法的优点是不受植物材料的限制。然而，基因枪法也存在一定的局限性：它通常只是将目的基因传递给少数细胞，转化效率较低；另外，转化目的基因的大小是有限的，并且还需要特殊和昂贵的设备费用。

　　原生质体 PEG 介导法或电转化法是出现较早的一种方法，目前该方法仍然被广泛使用。该方法的优点是作用的受体是单个细胞，便于观察外源基因在细胞中的瞬时表达情况，并且使用常规实验室的仪器设备就可完成实验操作，缺点是原生质体较脆弱，易受到破坏，并且实验过程较为复杂且较为耗时。

　　植物病毒载体介导法是将外源基因整合到植物病毒基因组载体上，通过基因枪或者农杆菌介导等方法将病毒载体导入植物细胞中。目前研究较为广泛的植物病毒载体有 RNA 病毒载体和 DNA 病毒载体，其中，烟草脆裂病毒（Tobacco rattle virus，TRV）、烟草花叶病毒（Tobacco mosaic virus，TMV）以及马铃薯 X 病毒（Potato virus X，PVX）等均属于 RNA 病毒载体；而菜豆荚斑驳病毒（Bean pod mottle virus，BPMV）、非洲木薯花叶病毒（African cassava mosaic virus，ACMV）以及番茄金色花叶病毒（Tomatogolden mosaic virus，TGMV）等均属于 DNA 病毒载体；另外，卫星病毒载体如烟草花叶病毒卫星（Satellite tobacco mosaic virus，STMV）以及中国番茄黄化曲叶病毒卫星（Satellite tomato yellow leaf curl China virus）等应用也较为广泛。该方法最大的优点是外源基因能够通过病毒的大量复制得到较高水平的表达，最大的缺点是病毒侵染的宿主具有特异性，并不是对所有的植物都起作用。

　　农杆菌介导的渗透侵染法是目前应用最为广泛的方法，主要包括注射法和真空渗透法。注射法是使用注射器，将含有重组质粒的农杆菌菌悬液通过叶片背面的气孔和间隙注入叶片中，该方法操作简单容易，表达目的基因效率较高，但工作量较大，需要对叶片进行逐一注射。真空渗透法是将浸入农杆菌菌悬液中的植物组织放入干燥器中，在真空泵的作用下进行抽真空，在抽真空的过程中，农杆菌菌液能够充分地浸入植物组织细胞中，实现对植物组织的侵染，该方法的优点是侵染的面积较大，能够覆盖整个植物组织的表面，缺点是操作较为复杂，并且对于一些角质层和蜡质层较厚的成熟植物组织来说则较难侵染充分。有的学者为了提高真空渗透法的侵染效率，将真空渗透法与超声波转导法相结合，产生出超声波辅助农杆菌介导法（Sonication assisted Agrobacterium-mediated transformation，SAAT），与单纯的真空渗透法相比，SAAT 法能够显著的提高植物不同组织的瞬时表达效率，包括根、茎、叶、未成熟子叶、体细胞和胚胎、顶芽以及整株植物等，此外，SAAT 法也能够广泛适用于多种植物中。

研究表明，农杆菌介导的瞬时表达能够成功地用于研究基因启动子活性、转录因子调控、蛋白亚细胞定位、蛋白质的相互作用以及抗体制备等多个方面。最早建立农杆菌介导的瞬时表达体系的植物是烟草，目前，农杆菌介导的瞬时表达技术已经广泛地应用于多种植物中，包括草本类植物拟南芥和烟草等；豆科植物如菜豆（*Phaseolus vulgaris*）、大豆、蒺藜苜蓿（*Medicago truncatula*）、百脉根（*Lotus japonicus*）和花生（*Arachis hypogaea*）等；禾本科植物如水稻和小麦（*Triticum aestivum*）等；经济作物如棉花（*Gossypium hirsutum*）、番茄（*Lycopersicon esculentum*）、葡萄（*Vitis vinifera*）、马铃薯和大白菜（*Brassica campestris*）等；此外，还包括一些树木如桦木、白杨、刚毛怪柳（*Tamarix hispida*）、黄柏、旱柳（*Salix matsudana*）、辽东楤木（*Aralia mandshurica*）、可可树、桑树（*Morus alba*）、橡胶树以及棕榈（*Phoenix dactylifera*）等。

三、豆科植物农杆菌介导的瞬时表达研究进展

农杆菌介导的瞬时表达技术已经在豆科植物中有了广泛的应用。在瞬时表达的早期研究中，Trick 等就采用 SAAT 法将 GUS 报告基因转入大豆的胚发生组织和子叶中，获得了较为成功的转化结果，与单纯的真空渗透方法相比，SAAT 法转化效率较高。随后，Jessica 等对大豆叶片瞬时表达体系进行了优化，发现与直接侵染相比，SAAT 法能够显著提高 GUS 报告基因的表达，另外，作者还对侵染的农杆菌菌株遗传背景、表面活性剂的种类以及大豆的品种等条件进行了优化。Anjareddy 等利用 SAAT 法对菜豆叶片进行侵染，结果显示，瞬时表达的转化效率达到 90%，并且 GUS 染色面积占总叶表面积的 60% ～ 85%。Guy 等对 17 种豌豆（*Pisum sativum*）品种以及 5 种紫花苜蓿品种进行了筛选，最终获得 2 个豌豆品种 ZP1109 和 ZP1130，在农杆菌 AGL1 的侵染下 GUS 报告基因表达效率较高，而在紫花苜蓿中则没有筛选出能够高效表达目的基因的品种。Kimura 等发现酚类化合物羟敌草腈（Chloroxynil，CX）能够显著提高农杆菌介导的百脉根的瞬时转化效率，研究发现，在侵染液中加入 5 μmol/L 羟敌草腈能够成功表达 GUS 报告基因，并且表达效率是乙酰丁香酮的 6 ～ 60 倍。Bond 等在蒺藜苜蓿叶片中瞬时表达 *MtLAP1*（*Legume anthocyanin production 1*）基因，在侵染后 4 d，瞬时表达苜蓿叶片上有明显的花青素积累，另外，与花青素合成相关关

键酶编码基因和 MYB 类转录因子的表达水平也明显升高。

第四节　中间锦鸡儿简介

中间锦鸡儿（*Caragana intermedia*）系豆科锦鸡儿属（*Caragana* Fabr），旱生落叶灌木，主要分布于我国内蒙古、宁夏及陕西北部的干旱、半干旱荒漠地区。锦鸡儿属植物具有抗寒、抗旱、耐盐碱、耐瘠薄等特点。中间锦鸡儿生命力极强，有很强的适应能力，既保持水土、防风固沙，还有较高的饲用价值，是干旱荒漠草原地带最适宜于人工造林的优良旱生灌木树种。

中间锦鸡儿属于豆科锦鸡儿属，与中间锦鸡儿亲缘关系较近的其他锦鸡儿属植物有柠条锦鸡儿（*Caragana korshinskii* Kom）、小叶锦鸡儿（*Caragana microphylla* Lam）以及树锦鸡儿（*Caragana arborescens* Lam）等，这些锦鸡儿属植物又被称为"柠条"。柠条锦鸡儿具有很强的生态适应性，能够耐受 48 ～ 49 ℃ 的高温，且能够抵御 –40 ～ –30 ℃的严寒，生长在沙地上的柠条锦鸡儿维持正常产生经济干物质积累量的土壤最低含水率，即"经济水阀"，在 4.5% 左右，而维持该植物生命的土壤最低含水率，即"生命水阀"，在 3.5% 左右，凋萎含水率为 0.43%，是一种在干旱荒漠地区具有很高生态价值的优良树种。与柠条锦鸡儿类似，中间锦鸡儿也能够较好地抵抗严寒、耐酷热，对干旱瘠薄的环境具有极强的生态适应性，这与中间锦鸡儿特殊的形态结构是分不开的，其中叶片结构是表征干旱环境适应性最为重要的一个特征，中间锦鸡儿叶片面积较小，部分叶退化为条形、狭条形或针形，叶表皮被毛并包被有较厚的角质层和蜡质层。为适应极端环境，中间锦鸡儿有的枝上的枝条、托叶以及叶柄均能硬化成针刺。蒸腾面积极度缩小，保护组织高度发达。中间锦鸡儿的根系在苗期的生长速度远比地上部分快，根系主要集中于 10 ～ 100 cm 的深层土壤中，最长侧根达 6.82 cm，具有极强的吸收深层土壤水分的能力。次生韧皮部较为发达，生理代谢活动较为旺盛。中间锦鸡儿种子种皮较薄，透水性好，吸水容易，发芽较快。另外，中间锦鸡儿的萌蘗力和再生能力极强，牲畜啃食后，生长仍然十分旺盛。中间锦鸡儿这些典型的旱生结构决定了其具有极强的生态环境适应性，并作为我国西北部荒漠地区保土蓄水、防风固沙的重要优势树种而得到广泛栽培和种植。

与以往相比，目前人们对中间锦鸡儿的抗逆分子机制的研究越来越重视，许多参与调控逆境胁迫的转录因子如 NAC（NAM、ATAF 和 CUC）、MYB

（Myeloblastosis）、bHLH（Basic Helix-Loop-Helix）以及 WRKY 等均已被报道，而 DREB（Dehydration Responsive Element Binding protein）类转录因子的研究尚属空白；另外，参与逆境胁迫途径相关的蛋白和酶类的研究也已经在进行中，如类黄酮化合物以及蛋白磷酸激酶类（PP2C）等；同时，中间锦鸡儿抗逆相关转录组数据库和文库的构建方面的研究已经开展，这些研究为深入了解锦鸡儿属植物的抗逆分子机制提供了理论基础和实验支持。

第二章
中间锦鸡儿瞬时表达体系的建立

第一节　实验材料与方法

一、实验材料

1. 植物材料

中间锦鸡儿种子采自内蒙古自治区呼和浩特市和林格尔县（东经 111°48′53″，北纬 40°30′16″）以及乌兰察布市四子王旗（东经 111°41′24″，北纬 41°25′48″）。

2. 菌株及载体

农杆菌菌株 GV3101 和 EHA105 均由实验室保存，农杆菌 EHA101（CAT#：AE1040）、LBA4404（CAT#：AE1030）以及 AGL1（CAT#：AE1020）感受态细胞均购自上海唯地生物技术公司。

植物表达载体 pCambia1305.2 由本实验室保存。

3. 主要实验试剂及耗材

（1）主要试剂以及药品。质粒小提试剂盒 TIAN prepMini Plasmid Kit（DP103）购自天根生化科技（北京）有限公司。

硫酸卡那霉素、硫酸庆大霉素、利福平、Tween-20、Triton X-100、Silwet L-77、MES、乙酰丁香酮、X-Gluc 等试剂均购自北京 Coolaber 公司。

蔗糖、氯化钠、甘油、氯化镁、铁氰化钾、亚铁氰化钾、EDTA 钠盐、磷酸二氢钠以及磷酸氢二钠等药品均购自天津市化学试剂三厂。

胰蛋白胨（Tryptone）和酵母提取物（Yeast extract）均购自英国 OXOID 公司。

二甲基亚砜（DMSO）购自 Sigma 公司。

注射器（1 mL）购自江西洪达医疗器械集团有限公司。

（2）试剂配制。

①卡那霉素（Kanamycin，Kan）贮液（50 mg/mL）。称取 0.5 g 卡那霉素粉末定容于 10 mL 无菌水中，0.22 μm 滤膜过滤灭菌，分装至 1.5 mL EP（Eppendort）管中，−20℃保存备用。细菌筛选时工作浓度为 50 μg/mL。

②庆大霉素（Gentamycin，Gent）贮液（25 mg/mL）。称取 0.25 g 庆大霉素粉末定容于 10 mL 无菌水中，0.22 μm 滤膜过滤灭菌，分装至 1.5 mL EP 管中，−20℃保存备用。

③利福平（Rifampin，Rif）贮液（20 mg/mL）。称取 0.2 g 利福平粉末定容于 10 mL 无水乙醇中，0.22 μm 滤膜过滤灭菌，分装至 1.5 mL EP 管中，−20℃避光保存。细菌筛选时工作浓度为 20 μg/mL。

④乙酰丁香酮（Acetosyringone，AS）贮液（100 mmol/L）。称取 0.3924 g 乙酰丁香酮粉末，溶解并定容于 20mL DMSO 内，分装至 1 mL EP 管内，−20℃保存备用。

⑤ GUS 贮液配制如下。

0.2 mol/L $NaH_2PO_4 \cdot 2H_2O$：称取 1.56 g，用无菌水定容至 50 mL；

0.2 mol/L Na_2HPO_4：称取 1.42 g，用无菌水定容至 50 mL；

0.1 mol/L $K_3Fe(CN)_6$：称取 0.82 g，用无菌水定容至 25 mL，4℃避光保存；

0.1 mol/L $K_4Fe(CN)_6 \cdot 3H_2O$：称取 1.05 g，用无菌水定容至 25 mL，4℃避光保存；

⑥ X–Gluc 配制（100 mg/mL）。称取 5 mg X–Gluc 粉末，用 50 μL 二甲基甲酰胺溶解，4℃避光保存；100 mg/mL X–Gluc 现用现配。

⑦配制 GUS 缓冲液（100 mL）如下。

0.2 mol/L NaH_2PO_4	10.6 mL
0.2 mol/L Na_2HPO_4	14.5 mL
100 mmol/L $K_3Fe(CN)_6$	2 mL
100 mmol/L $K_4Fe(CN)_6$	2 mL
Triton X–100	100 μL
双蒸水	71 mL

混匀后，80℃水浴加热至 Triton X–100 充分溶解，4℃避光保存 2 个月，保存时间不宜过长。

⑧ GUS 染色液配制。100 mL GUS 缓冲液中加入 500 μL、100 mg/mL X–Gluc，

现用现配。

（3）培养基配制。

① LB 液体培养基。

胰蛋白胨	10 g
酵母提取物	5 g
NaCl	10 g

NaOH 或者 HCl 调节 pH 值至 7.0，定容至 1000 mL，121℃高压灭菌 20 min。

② 1/2MS 母液组成及侵染培养基配制方法如下。

MS 大量元素母液（20 倍）	25 mL
MS 微量元素母液（1000 倍）	0.5 mL
MS 铁盐母液（200 倍）	2.5 mL
MS 有机元素母液（200 倍）	2.5 mL
$CaCl_2$ 母液（20 倍）	25 mL
蔗糖（5%）	50 g
$MgCl_2$（10 mmol/L）	2.033 g
MES（0.05%，M/V）	0.5 g

KOH 或者 HCl 调节 pH 值至 5.7～5.8，定容至 1000 mL，表面活性剂依据不同实验条件加入。

4. 主要仪器设备

本实验所用到的主要仪器信息见表 2-1。

表 2-1　本实验主要用到的仪器设备

仪器	公司	型号
常温离心机	德国 Eppendorf	5804
冷冻离心机	德国 Eppendorf	5810R
电转化仪	德国 Eppendorf	Electroporator 2510
微量移液器	德国 Eppendorf	5 mL、1000 μL、200 μL、20 μL、10 μL
灭菌锅	日本三洋（SANYO）	MLS-3780
电子天平	瑞士 Mettlertoledo	MS104S
水浴锅	上海一恒科技有限公司	DK-8D
恒温培养箱	上海智诚分析仪器有限公司	ZHWY-103D
超净工作台	北京东联哈尔仪器制造有限公司	HD-920
紫外 - 可见核酸分析仪	美国 Thermo Fisher	GEN10SUV-Vis

二、实验方法

1. 植物的培养

中间锦鸡儿的培养：挑选籽粒饱满、无虫眼儿的中间锦鸡儿种子，播种于营养土与蛭石（$V:V$=1:3）的钵子中，培养于25℃、16 h光照/8 h黑暗的温室中。选取生长20 d左右并且长势健康的中间锦鸡儿幼苗进行注射，将一些不适宜注射的叶片剪去，例如不平展以及刚长出的小叶，剩下叶片均为注射叶片。

2. 农杆菌感受态细胞的制备

（1）将 -80℃保存的农杆菌菌种取出，置于冰上，用灭菌枪头挑取少许在含有25 μg/mL庆大霉素（EHA105为20 μg/mL利福平）抗性LB平板上划线，28℃培养36～48 h。

（2）挑取单克隆到2 mL含庆大霉素（EHA105为20 μg/mL利福平）抗性的LB液体培养基中，28℃过夜摇菌18～24 h。

（3）取1 mL菌液转接到含有100 mL LB液体培养基的锥形瓶中，28℃振荡培养6～8 h（此时要求OD_{600}约为0.6，即菌处于对数生长期）。

（4）将菌液分装到50 mL灭菌离心管中，冰上静置20 min。

（5）6℃，3500 r/min，离心10 min，弃上清液，回收菌体。

（6）加入50 mL已灭菌的10%的甘油，悬浮菌体。

（7）6℃，3500 r/min，离心10 min，弃上清液，回收菌体。

（8）重复步骤6和步骤7。

（9）加入1 mL已灭菌的10%的甘油，分装，每100 μL一份，液氮速冻，置于-80℃备用。

3. 电转化农杆菌感受态细胞

（1）将 -80℃保存的pCambia1305.2大肠杆菌菌种取出，置于冰上，用灭菌的枪头挑取少许未化冻的菌块接种于含有50 μg/mL卡那霉素抗性的LB液体培养基中，37℃培养12～16 h。

（2）使用天根质粒小提试剂盒（DP103）提取质粒，将提好的质粒放于冰上。清洗电极杯（电极杯需要用75%乙醇浸泡10 min，再用100%乙醇浸泡10 min，清水洗净，通风橱吹干）。

（3）从 -80℃冰箱中取出农杆菌感受态细胞，置于冰上，化冻。

（4）将1 μL质粒加入到感受态细胞中，轻弹混匀，然后用剪过并灭菌的枪头将全部农杆菌吸出加入预冷的电极杯中（U=1400 V，T=5.4～5.8 ms）。

（5）将所有转化液吸出，加入含有 800 µL LB 液体培养基的 1.5 mL EP 管中，28℃，160 r/min 振荡培养 2 h。

（6）吸取 50 µL 菌液涂布于含有相应抗生素（GV3101 为 50 µg/mL 卡那霉素和 25 µg/mL 庆大霉素，EHA105、EHA101、LBA4404 以及 AGL1 均为 50 µg/mL 卡那霉素和 20 µg/mL 利福平）的双抗性平板中，28℃倒置培养 36 ～ 48 h。

（7）挑取平板上单菌落，接种于 4 mL 含有相应抗生素（不同菌株所用抗生素种类及浓度同上）的 LB 液体培养基中，28℃，200 r/min 过夜摇菌。

（8）翌日，将摇好的菌液保种，保种的步骤为：取 1 mL 菌液于 1.5 mL EP 管中，4000 r/min 离心 2 min，弃上清液，加入 800 µL 新鲜 LB 液体培养基以及 200 µL 75% 甘油，吹打混匀，液氮速冻并放于 –80℃冰箱中长期保存。

4. 中间锦鸡儿瞬时表达农杆菌菌悬液的制备

（1）将 –80℃保存的含有 pCambia1305.2 质粒的农杆菌菌种取出，置于冰上，用灭菌的枪头挑取少许未化冻的菌块接种于含有相应抗生素（不同菌株所用抗生素种类及浓度同步骤同上）的 LB 液体培养基中，28℃培养 36 ～ 48 h。

（2）扩大体积培养，将过夜摇好的菌液取 1 ～ 1.5 mL，再次转接到含有相应抗生素（不同菌株所用抗生物种类及浓度同上）的 25 mL LB 液体培养基中，28℃，200 r/min 过夜摇菌，翌日检测菌液 OD_{600} 为 1.3 ～ 1.5 即可。

（3）将菌液 4℃，5000 ～ 6000 r/min 离心 10 min，弃上清液。

（4）用 1/2 MS 侵染培养基（加入终浓度为 100 µmol/L 的乙酰丁香酮作为诱导剂）将菌体重悬至 OD_{600}=0.7 ～ 0.8，室温黑暗静置 3 ～ 4 h 进行注射，静置期间每 30 min 上下颠倒农杆菌悬浮液，让农杆菌充分的悬浮于 1/2 MS 培养基中。

5. 注射法侵染中间锦鸡儿叶片

注射时，尽量在光线较暗的地方进行，目的是让农杆菌中 *Vir* 基因能更好地受到乙酰丁香酮的诱导，此外，黑暗的环境更有利于农杆菌菌体细胞与植物细胞相互作用。使用 1 mL 一次性无针头注射器，吸满农杆菌悬浮液后，按压注射器，在生长 20 d 左右的中间锦鸡儿幼苗（彩图 2-1A）的叶片背面经过气孔将农杆菌悬浮液注入叶片内（彩图 2-1B），侵染后的叶片呈半透明状（彩图 2-1C 左），未侵染的叶片为不透明状（彩图 2-1C 右）。注射完后，将植物覆膜并置于黑暗条件下培养 3 d，膜于 24 h 后揭去，之后将植物放于正常生长条件下进行共培养，揭膜后以及共培养过程中定期向植物喷水以保持合适的湿度，每天喷水 4 ～ 5 次。

6. 表面活性剂种类对中间锦鸡儿瞬时表达效率的影响

为了探索表面活性剂对瞬时表达中间锦鸡儿叶片侵染效果的影响，在 1/2 MS 侵染培养基中加入 Silwet L-77、Tween-20 及 Triton X-100 3 种不同的表面活性剂，加入的终浓度为 0.01%，表达载体选用 pCambia1305.2，农杆菌菌株选用 GV3101，剪取侵染后共培养 2～11 d 的中间锦鸡儿瞬时表达叶片进行 GUS 染色。每种条件每天剪取 12 个叶片，实验进行 3 次生物学重复。

7. 表面活性剂浓度对中间锦鸡儿瞬时表达效率的影响

为了探索表面活性剂浓度对瞬时表达中间锦鸡儿叶片侵染效果的影响，根据上一步优化的最佳表面活性剂，在 1/2 MS 侵染培养基中加入 0.001%、0.005% 及 0.01% 3 种不同浓度的表面活性剂（0.001% 和 0.005% 浓度是由 0.01% 浓度稀释），表达载体选用 pCambia1305.2，农杆菌菌株选用 GV3101，剪取侵染后共培养 2～11 d 的中间锦鸡儿瞬时表达叶片进行 GUS 染色。每种条件每天剪取 12 个叶片，实验进行 3 次生物学重复。

8. 农杆菌菌株对中间锦鸡儿瞬时表达效率的影响

为了探索农杆菌菌株对瞬时表达中间锦鸡儿叶片侵染效果的影响，选取 GV3101、LBA4404、EHA105、EHA101 及 AGL1 5 种不同菌株，在前期摸索出的最佳表面活性剂以及浓度的基础上侵染中间锦鸡儿叶片。剪取侵染后共培养 2～11 d 的中间锦鸡儿瞬时表达叶片进行 GUS 染色。每种条件每天剪取 12 个叶片，实验进行 3 次生物学重复。

9. GUS 组织化学染色

从侵染后第 2 天开始剪取叶片样品，直到第 11 天，每种条件取 12 个叶片样品进行 GUS 染色，GUS 染色在 37℃培养箱中进行，时间为 15～16 h。脱色：95% 乙醇煮沸脱色，每次 15 min，共 3 次，然后更换新 95% 乙醇，室温静置 3 h 左右，直至叶片绿色完全消失。

第二节　瞬时表达体系的建立

1. 表面活性剂种类对中间锦鸡儿瞬时表达效率的影响

为了研究表面活性剂对于中间锦鸡儿瞬时表达效率的影响，我们使用不同表面活性剂侵染中间锦鸡儿叶片，并在侵染后观察叶片表型，并检测 GUS 报告基因的表达情况。结果表明，侵染 4 d 后（彩图 2-2），在中间锦鸡儿叶片上能够清晰地观察到注射的痕迹，注射部位呈灰白色，叶片坏死和枯黄现象较少；侵染 10 d 后（彩图 2-2），在中间锦鸡儿注射部位不仅能观察到有明显的注射痕迹，注射部位边缘还出现了细胞坏死和枯黄等症状，说明农杆菌的侵染以及表面活性剂的添加会影响植物细胞的正常生长发育。GUS 染色结果表明（彩图 2-3），在侵染后 1 ～ 3 d，各种侵染条件下均没有观察到明显的 GUS 基因的表达。在侵染后 4 d，加 Triton X-100 的侵染条件下的叶片在叶的边缘出现了明显的蓝色，并且这种信号一直持续到 7 d，说明 GUS 报告基因的表达主要集中在叶片的边缘，这期间并未在叶片中部检测到 GUS 信号。在侵染后 5 ～ 6 d，不加任何表面活性剂与加 Silwet L-77 的叶片均出现明显的 GUS 染色，染色面积占整个叶片面积的70% 以上，说明 GUS 报告基因在侵染后 5 ～ 6 d 表达量最高；在侵染后 7 ～ 8 d，加 Silwet L-77 的侵染条件下叶片依然可以观察到 GUS 基因的表达，染色面积占整个叶片面积的 50% 以上，而未加表面活性剂的叶片 GUS 染色已基本消失。此外，加入 Tween-20 侵染条件下的叶片只有在侵染后 7 d 出现少许 GUS 染色，其他时间均没有明显的 GUS 染色。这些结果说明，加入 Silwet L-77 对农杆菌侵染中间锦鸡儿叶片的效果是最好的。因此，选择 Silwet L-77 作为后续的实验条件。

2. 不同浓度 Silwet L-77 对中间锦鸡儿瞬时表达效率的影响

为了探究表面活性剂的浓度对于中间锦鸡儿瞬时表达效率的影响，我们选择 Silwet L-77 作为这一步实验用的表面活性剂。结果如彩图 2-4 所示，注射过的叶片在叶表面均会留下清晰的注射痕迹，并且注射部位叶片变白，甚至会出现叶片局部变黄或坏死。由 GUS 染色结果可知（彩图 2-5），0.01% Silwet L-77 侵染后 2 d 即出现 GUS 信号，响应比较迅速，而后在侵染后 3 d GUS 基因表达量最高，其中染色面积占满整个叶片面积。而侵染后 4 d，GUS 信号只在叶片边缘出现，信号一直持续到侵染后第 5 天。0.005% Silwet L-77 侵染条件下 GUS 信号从侵染后 3 d 一直持续到第 6 天，侵染范围只包含叶片的局部和边缘，约占整个叶面积的 50%。而 0.001% Silwet L-77 侵染条件下的叶片响应也比较迅速，在侵染 2 d 时便检测到 GUS 信号，在侵染 4 d 时染色最多，染色面积基本占满整个叶片，之后 GUS 染色减弱，并且一直持续到侵染后 7 d，在第 7 天时，GUS 信号依旧很强，有的叶片甚至在侵染后第 10 ～ 11 天仍然能够检测到 GUS 染色，其中第 10 天的 GUS 染色还比较强。这些实验结果说明，在侵染培养基中加入 0.001% 浓度的 Silwet L-77 后，中间锦鸡儿瞬时表达的效率较高。因此，选用 0.001% 浓度的 Silwet L-77 作为后续实验的表面活性剂浓度。

3. 不同农杆菌菌株对中间锦鸡儿瞬时表达效率的影响

有研究表明，农杆菌菌株对于不同植物的侵染能力是不同的，植物瞬时表达效率会受到农杆菌菌株遗传背景显著的影响。为了研究农杆菌菌株对于中间锦鸡儿瞬时表达效率的影响，我们比较了目前使用较为广泛的 5 种农杆菌菌株：GV3101、EHA105、EHA101、LBA4404 和 AGL1。结果如彩图 2-6 所示，侵染 4 d 和 8 d 的叶片叶表面损伤并不是很大，注射的痕迹清晰可见。EHA105、EHA101 以及 LBA4404 菌株侵染后，在注射的位置出现了叶片局部变黄。GUS 染色结果表明（彩图 2-7），在侵染后 5 d，GV3101 菌株侵染条件下的叶片出现蓝色，表明 GUS 报告基因开始表达，GUS 信号一直持续到第 9 天，其中侵染后 8 d 和 9 d 的 GUS 信号最强；在侵染后 6 d，EHA105 菌株侵染条件下的叶片出现蓝色，GUS 信号一直持续到 10 d，期间在叶片上呈点状分布；在侵染后 7 d，AGL1 菌株侵染条件下的叶片出现 GUS 染色，信号一直持续到 9 d，时间较短暂，在侵染后第 9 天，GUS 信号最强；LBA4404 和 EHA101 菌株侵染条件下的叶片均没有被染色。这些结果表明，农杆菌菌株 GV3101 对于中间锦鸡儿叶片瞬时表达的效果是最好的，因此，后续实验均采用 GV3101 农杆菌菌株进行。

第三章
基于转录组的中间锦鸡儿 *AP2/ERF* 基因家族的鉴定与分析

第一节　实验材料与方法

一、实验材料

1. 植物材料

中间锦鸡儿种子的采集方法同第二章实验材料部分。

2. 菌株及载体

大肠杆菌（*Escherichia coli*）菌株 DH5α 购自北京全式金生物技术有限公司。

实验中所用到的克隆载体 p*EASY*–Blunt–Simple、p*EASY*–T₁–Simple 均购自北京全式金生物技术有限公司。

3. 实验试剂

（1）主要试剂以及药品。Easy*Taq* DNA 聚合酶（AP111）、反转录试剂盒 TransScript gDNA Removal and cDNA Synthesis Super Mix（AT311）购自北京全式金生物技术有限公司。

高保真酶PrimeSTAR®HS DNA Polymerase（R010A）、dNTP Mixture（4030）、

SYBR ®Premix Ex *Taq*™II（TliRNaseH Plus）、SMARTer®RACE5′/3′Kit Components（634860）、DNA Marker［DL2000（3427A）、DL5000（3428A）］均购自 TaKaRa 公司。

RNA 提取试剂盒（离心柱型）RNA simple Total RNA Kit（DP419）、琼脂糖凝胶 DNA 回收试剂盒 TIANgel MidiPurification Kit（DP209）、质粒小提试剂盒 TIANprep Mini Plasmid Kit（DP103）等均购自天根生化科技（北京）有限公司。

96 well plate（0.1 mL）购自 Roche 公司。

无水乙醇、氯仿、异丙醇、EDTA 钠盐、醋酸钠、醋酸钾、十六烷基三乙基溴化铵（CTAB）等购自天津市化学试剂三厂。

琼脂糖和 β‑巯基乙醇均购自 BBI 公司。

焦炭酸二乙酯（DEPC）购自 BIOBASIC 公司。

甘露醇以及 Tris 碱等购自 Sigma 公司。

其他试剂详见第二章实验方法部分。

（2）试剂配制。焦炭酸二乙酯（Diethyl pyrocarbonate，DEPC）水配制（V/V=0.01%）：将 400 μL DEPC 加入 4000 mL 的双蒸水中，室温过夜搅拌，121℃，高压灭菌 20 min，晾冷备用。

其他试剂如抗生素等的配制方法详见第二章实验材料与方法部分。

（3）培养基配制。LB 固体培养基如下。

胰蛋白胨	10 g
酵母提取物	5 g
NaCl	10 g
琼脂粉	15 g

NaOH 或者 HCl 调节 pH 值至 7.0，定容至 1000 mL，121℃高压灭菌 20 min。

（4）主要仪器设备。本实验所用到的主要仪器信息见表 3-1。

表 3-1　本部分需要用到的仪器

仪器	公司	型号
PCR 仪	德国 Eppendorf	5331
实时荧光定量 PCR 仪	瑞士 Roche	Roche480
RUMED 培养箱	德国 RUMED	3601
超微量紫外分光核酸分析仪	美国 Quawell	Q5000
凝胶成像仪	英国 SYNGENE	Bio Imaging System

其他仪器如常温离心机、低温离心机、微量移液器、水浴锅以及电子天平等同第二章实验材料部分。

（5）引物及分析软件。本部分所用到的引物均使用 Primer premier 5.0 软件设计，引物的合成以及测序均由生工生物工程（上海）股份有限公司完成，测序结果使用 Chromas 分析，序列分析使用 Vector NTI 11.0 软件。

二、实验方法

1. 植物的培养

中间锦鸡儿的培养：挑选籽粒饱满、无虫眼儿的中间锦鸡儿种子，播种于营养土与蛭石（$V:V=1:3$）的钵子中，培养于 25℃、16 h 光照 /8 h 黑暗的温室中。

2. 植物的处理

选取 25 d 大小的长势一致的中间锦鸡儿幼苗分别进行冷、热、盐和甘露醇等 4 种不同的胁迫处理。处理方法如下：

（1）冷处理。将正常生长条件下的中间锦鸡儿幼苗置于 4℃ RUMED 培养箱中，16 h 光照 /8 h 黑暗条件下培养。

（2）热处理。将正常生长条件下的中间锦鸡儿幼苗置于 42℃ RUMED 培养箱中，16 h 光照 /8 h 黑暗条件下培养。

（3）盐处理。将正常生长条件下的中间锦鸡儿幼苗最后一次浇水 3 ～ 4 d，浇灌 200 mmol/L NaCl 溶液。

（4）甘露醇处理。将正常生长条件下的中间锦鸡儿幼苗最后一次浇水 3 ～ 4 d，浇灌 300 mmol/L 甘露醇溶液。

以上每种胁迫处理的时间点均为 0 h、1 h、3 h 和 12 h。取样时剪取幼苗的地上部分，液氮速冻，存放于 –80℃冰箱以备后续实验。在每个处理时间点取 3 株幼苗混合，每种处理进行 3 次独立的生物学重复。

（5）不同组织特异性表达。选取生长 25 d 大小的中间锦鸡儿幼苗，剪取根、茎和叶 3 个不同组织，每个组织取 5 株幼苗，液氮速冻，存放于 –80℃冰箱。实验进行 3 次生物学重复。

3. RNA 的提取以及 cDNA 第一链的合成

（1）中间锦鸡儿总 RNA 的提取。中间锦鸡儿总 RNA 的提取具体步骤参照天根总 RNA 提取试剂盒（离心柱型）RNA simple Total RNA Kit（DP419）说明书进行，中间锦鸡儿样品取 60 ～ 70 mg，最后溶解于 40 μL RNase-Free 双蒸水中，取 0.5 μL 样品进行 1% 琼脂糖凝胶电泳检测 RNA 质量，完整且质量较好的

RNA 为 3 条带，其中，28 S 条带的亮度是 18 S 的 2 倍。再取 1 μL 样品进行超微量紫外分光核酸分析仪检测样品浓度，260/280A 在 1.8～2.2，260/230A 在 2.0以上为质量较好的 RNA，将剩余样品保存于 –80℃备用。

（2）gDNA 的去除和 cDNA 第一链的合成。中间锦鸡儿 gDNA 的去除以及第一链 cDNA 的合成具体步骤参照全式金反转录试剂盒 TransScript gDNA Removal and cDNA Synthesis Super Mix（AT311）说明书进行，总 RNA 取 2 μg，并选择 Anchored Oligo（dT）$_{18}$Primer（0.5 μg/μL）作为引物，之后根据后续实验要求对 cDNA 模板进行稀释，若是进行基因全长克隆或者全长验证实验，不需要对模板进行稀释；若是做实时荧光定量 PCR 实验，则将模板稀释 16 倍。若长期保存，将模板放于 –80℃冰箱。

4. 实时荧光定量 PCR

将稀释的模板从 –80℃冰箱取出，置于冰上，自然化冻，使用 Light Cycler 480（Roche Diagnostics）实时荧光定量 PCR 仪，通过 SYBR Green Premix Ⅱ 荧光染料法对不同的基因在转录水平上的表达量进行分析。反应体系为（总体积为 20 μL）：

SYBR *Premix Ex Taq* Ⅱ	10 μL
PrimerF（10 μmol/L）	0.8 μL
PrimerR（10 μmol/L）	0.8 μL
DEPC 水	3.4 μL
cDNA 模板	5 μL
总体积	20 μL

反应程序为：

95℃	1 min	
95℃	5 s	
60℃	30 s	} 40 个循环
72℃	15 s	延伸结束时采集一次荧光信号
95℃	10 s	
70℃	1 min	
95℃	—	持续采集荧光信号，升温速率为 0.11℃/s
40℃	30 s	

中间锦鸡儿内参基因选择 *CiEF1α*（KC679842）（附表），其他基因引物详见附表。每个样品进行 3 个技术重复，每个基因进行 3 次生物学重复，实验结果使

用 $2^{-\Delta ct}$ 法分析数据。

5. 中间锦鸡儿 *AP2/ERF* 类基因家族编码区验证

在中间锦鸡儿干旱转录组数据库（NCBI 中的 Accession number 为 SRP121096）中挑选表达水平明显上调或下调（RPKM ≥ 2）的 *AP2/ERF* 基因序列，并在 NCBI 中进行 Blastn（https：//blast.ncbi.nlm.nih.gov/Blast.cgi?）序列比对分析，对其中具有完整开放阅读框（Open Reading Frame，ORF）的基因设计引物验证（引物序列见附表），对其余不具有完整 ORF 的序列通过 RACE 技术扩增获得侧翼序列，使用 Vector NTI 10.0（Invitrogen 公司）软件将侧翼序列与已知的中间片段进行拼接，得到具有完整 ORF 的基因序列。以中间锦鸡儿 cDNA 与 gDNA 为模板，利用高保真酶 PrimeSTAR HS DNA Polymerase 进行 PCR 扩增，反应体系为：

5×PrimeSTAR Buffer	10 μL
dNTPs（2.5 mmol/L）	4 μL
PrimerF（10 μmol/L）	1 μL
PrimerR（10 μmol/L）	1 μL
PrimeSTAR HS DNA Polymerase	0.5 μL
cDNA 或 gDNA 模板	5 μL
双蒸水	32.5 μL
总体积	50 μL

扩增程序为：

98℃	1 min	
98℃	10 s	
X℃ *	15 s	35 个循环
72℃	*X* min*	
72℃	10 min	
16℃	保温	

注：* 不同的 *AP2/ERF* 家族基因，退火温度（*Tm*）值与延伸时间不同，具体见表 3-2。

表 3-2 **22 个中间锦鸡儿 *AP2/ERF* 基因 PCR 扩增 *Tm* 值与延伸时间**

转录组编号	基因名称	*Tm*（℃）	延伸时间（S）
comp129073_c0	*CiDREB1C/CBF2*	54.0	65
comp134874_c0	*CiDREB1D/CBF4*	49.7	65
comp107833_c0	*CiDREB1F/DDF2*	58.5	65
comp123094_c0	*CiDREB2C*	58.5	105
comp123949_c1	*CiDREB2D*	56.0	90
comp126899_c0	*CiDREB3*	57.5	65
comp126077_c0	*CiERF021*	58.0	65
comp92811_c1	*CiERF008*	57.4	65
comp121147_c0c1	*CiERF017*	57.4	65
comp120554_c0	*CiERF020*	59.5	65
comp135516_c1	*CiRAP2-1-like*	53.0	65
comp128970_c7	*CiERF061*	56.0	90
comp123668_c0	*CiERF004*	59.5	65
comp113256_c0	*CiERF009*	59.5	65
comp124884_c1	*CiERF1A*	60.4	65
comp105991_c0	*CiERF1B*	57.4	65
comp74773_c0	*CiERF003*	55.2	65
comp127364_c0	*CiERF005-like*	55.2	105
comp125034_c0	*CiERF013-like*	53.1	65
comp103342_c0	*CiERF098*	57.4	65
comp109938_c0	*CiERF109-like*	61.0	65
comp120644_c0	*CiRAV1*	53.2	105

6. 中间锦鸡儿 *AP2/ERF* 类基因家族生物信息学分析

利用 NCBI 中的 Blastn 在线比对工具（https：//blast.ncbi.nlm.nih.gov/Blast.cgi？）对干旱转录组数据库中序列进行比对分析。使用 ExPASy 中的 ComputepI/MW 在线工具（https：//web.expasy.org/compute_pi）计算理论 pI 和 MW，使用 The WoLFPSORT program 在线工具（https：//www.genscript.com/wolf-psort.html）预测蛋白的亚细胞定位，使用 DNAMAN 软件对不同物种中的蛋白序列进行比对。

使用 GOR4 网站（https：//npsa-prabi.ibcp.fr/cgi-bin/npsa_automat.pl）对蛋白二

级结构进行分析，并用 Graphpad Prism 7.0 软件绘制堆型图。利用 MEME 在线工具（http：//meme-suite.org/doc/mast.html）对蛋白的保守基序进行分析，参数设置为：minimum motif width=6；maximum motif width=50；maximum numberofmotifs=15。利用 NCBI 中 CDD 数据库（https：//www.ncbi.nlm.nih.gov/Structure/cdd/wrpsb.cgi）对蛋白的结构域进行分析，并用 DOG2.0 软件绘制蛋白保守结构域分布图。使用 SWISS-MODEL（https：//www.swissmodel.expasy.org/interactive）对中间锦鸡儿 AP2/ERF 类蛋白不同亚家族的三级结构进行同源建模分析，以获得中间锦鸡儿 AP2/ERF 类蛋白的三级结构模型。

利用 MEGA 6.0 软件对中间锦鸡儿 AP2/ERF 类蛋白家族与苜蓿以及拟南芥 AP2/ERF 类蛋白家族进行同源性分析，其中苜蓿蛋白序列参考 Shu 论文，拟南芥蛋白序列参考 Nakano 论文，将获得的序列用 Cluster W 比对后，将氨基酸差异较大的部分整体删去，算法为 Neighbour-joining，bootstrap 值设置为 1000，Mode 选择 Poisson model，Gaps 选择 Partial deletion。

7. 中间锦鸡儿 *AP2/ERF* 类基因家族表达模式分析

从干旱转录组数据库中筛选出的 AP2/ERF 类转录因子家族基因，在不同胁迫（冷、热、盐和甘露醇）条件下以及不同组织（根、茎、叶和整株）中进行了表达模式的分析，其中，中间锦鸡儿不同胁迫处理方法以及不同组织的选取、RNA 的提取、cDNA 的获得参照本章实验材料与方法部分。以中间锦鸡儿稀释 16 倍的 cDNA 为模板，引物序列参照附表，进行 qRT-PCR 反应，反应体系与程序参照本章实验材料与方法部分，qRT-PCR 实验结果使用 HemI 1.0 软件绘制热谱图。实验进行 2 次生物学重复。

第二节 中间锦鸡儿 *AP2/ERF* 基因家族的鉴定与分析

一、基于转录组的中间锦鸡儿 *AP2/ERF* 基因家族的鉴定

通过在干旱转录组数据库中筛选以及在 NCBI 中进行 Blastn 序列比对分析，共筛选得到 37 条具有完整 AP2 结构域的基因序列，其中具有完整 ORF 的基因序列 20 条，对没有完整 ORF 的序列进行 RACE 扩增获得侧翼序列，拼接得到具有完整 ORF 的 2 个基因，分别为 *CiERF008*（comp92811_c1）和 *CiERF004*（comp123668_c0），最终得到具有完整 ORF 的序列 22 条（表 3-3）。

表 3-3　中间锦鸡儿 AP2/ERF 转录因子家族特征分析

基因编号	基因名字	蛋白大小（aa）	分子量（Da）	等电点	亚细胞定位	亚组
comp129073_c0	*CiDREB1C/CBF2*	203	22742.42	6.12	nucl	A1
comp134874_c0	*CiDREB1D/CBF4*	198	22168.82	6.02	nucl	A1
comp107833_c0	*CiDREB1F/DDF2*	255	28380.98	5.77	nucl	A1
comp123094_c0	*CiDREB2C*	401	43868.44	4.84	nucl	A2
comp123949_c1	*CiDREB2D*	453	50982.94	5.99	nucl	A2
comp126899_c0	*CiDREB3*	222	24347.95	5.16	chlo	A4
comp126077_c0	*CiERF021*	187	20871.31	5.73	nucl	A4
comp92811_c1	*CiERF008*	151	16527.36	9.13	nucl	A5
comp121147_c0c1	*CiERF017*	216	23996.63	4.96	nucl	A5
comp120554_c0	*CiERF020*	192	21343.80	5.52	mito/pero	A5
comp135516_c1	*CiRAP2-1-like*	171	19546.74	9.45	nucl	A5
comp128970_c7	*CiERF061*	322	35830.17	8.41	nucl	A6
comp123668_c0	*CiERF004*	218	23649.14	6.60	nucl	B1
comp113256_c0	*CiERF009*	223	24527.68	9.51	nucl	B1
comp124884_c1	*CiERF1A*	266	28932.68	9.03	nucl	B3
comp105991_c0	*CiERF1B*	206	23189.97	5.54	nucl	B3
comp74773_c0	*CiERF003*	167	18425.55	9.00	nucl	B3
comp127364_c0	*CiERF005-like*	293	32951.09	5.86	nucl	B3
comp125034_c0	*CiERF013-like*	229	25433.56	6.53	nucl	B3
comp103342_c0	*CiERF098*	154	17295.14	5.80	nucl	B3
comp109938_c0	*CiERF109-like*	235	25756.86	5.24	nucl	B3
comp120644_c0	*CiRAV1*	388	42234.85	9.07	nucl	RAV

二、中间锦鸡儿 AP2/ERF 转录因子家族系统进化分析

为了研究中间锦鸡儿 AP2/ERF 转录因子序列间的系统进化关系，我们利用 MEGA 6.0 软件对全部具有完整 ORF 的 22 条 AP2/ERF 转录因子蛋白序列进行系统发育树构建，结果如图 3-1 所示，不同背景颜色代表不同的分组，属于 DREBA1 组的有 3 条，DREBA2 组 2 条，DREBA4 组 2 条，DREBA5 组 4 条，DREBA6 组 1 条，ERFB1 组 2 条，ERFB3 组 7 条，RAV 组 1 条。其中，DREB 亚家族的 5 个组聚类在一支上，ERF 亚家族的 B3 组聚类在一支上，而 ERFB1 组成员 CiERF004 和

CiERF009 与 CiRAV1 聚类在一支上。

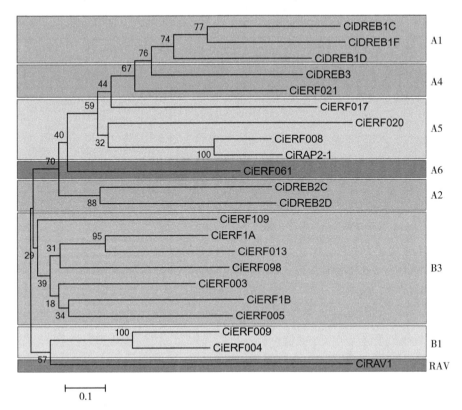

A1 ～ A6. DREB 亚家族；B1 和 B3. ERF 亚家族；RAV.RAV 亚家族。

图 3-1　中间锦鸡儿 AP2/ERF 转录因子家族系统进化分析

　　另外，为了研究中间锦鸡儿与其他植物 AP2/ERF 转录因子家族间的进化关系，我们将 22 条中间锦鸡儿 AP2/ERF 转录因子序列与蒺藜苜蓿的 101 条序列和拟南芥的 128 条序列进行系统进化分析，蒺藜苜蓿和拟南芥序列包括 DREB 类、ERF 类和 RAV 类亚家族，不含有 AP2 亚家族和 Solist 亚家族。结果如彩图 3-1 所示，不同颜色代表不同的组，共分为 13 个组，包括 DREB A1 ～ A6，ERF B1 ～ B6 以及 RAV。其中，中间锦鸡儿转录组数据库中 DREB 亚家族中成员最多的是 A5 组，分别为 CiERF008、CiRAP2-1、CiERF020 和 CiERF017，它们分别与 MtERF018、MtERF014、MtERF017 和 MtERF012 聚类在一起，而 A3 组中不含有 DREB 亚家族基因；ERF 亚家族中成员最多的是 B3 组，除 CiERF109 外，其余的蛋白均来源于同一个祖先，而 B2、B4、B5 和 B6 组中均不含有中间锦鸡儿 ERF 亚家族转录因子。另外，RAV 亚家族成员 CiRAV1 与 MtERF120 和 AtRAV2 进化关系较近，其中，MtERF120、MtERF121 和 MtERF122 均属于苜蓿 RAV 亚家族成员。

三、中间锦鸡儿 AP2/ERF 转录因子家族理化特征分析

利用 Protparam 在线预测工具对具有完整 ORF 的 22 条基因编码的氨基酸序列进行理化性质预测，结果如表 3-3 所示。22 条基因编码的氨基酸数目变化范围较大，从 151～453 不等，其分子量也变化较大，从 16.5～50.9 kD 不等。其中，DREBA2 组成员 *CiDREB2C* 和 *CiDREB2D* 编码氨基酸的数目最多，分别为 401 个和 453 个，分子量也最大，分别为 43.86 kD 和 50.98 kD。22 个基因编码的蛋白质等电点（PI）也略有不同，等电点大于 7 的有 6 个，其中最高为 9.51（*CiERF009*），其余 16 个均小于 7，最低为 4.84（*CiDREB2C*）。DREBA2 组成员编码的氨基酸数目较多，分子量较大，等电点均偏低，这可能与其结构和功能有着密切的关系。使用 The WoLFPSORT program 在线工具对 22 条氨基酸序列进行预测，结果表明，除 CiDREB3 和 CiERF020 没有预测到细胞核中，其余 20 个蛋白均定位于细胞核中，说明 AP2/ERF 类转录因子家族主要在细胞核中行使其功能。

四、中间锦鸡儿 AP2/ERF 转录因子家族二级结构预测

蛋白的结构决定蛋白的功能，利用 GOR4 在线预测工具对 22 条蛋白序列二级结构进行分析，如图 3-2 所示，可以直观地看出，无规卷曲占比较大，除了 CiDREB1D、CiERF008、CiERF1B 以及 CiERF003 以外，其他氨基酸无规卷曲结构均占到 50% 以上，有 5 条序列比例占到 60% 以上，其中最高为 CiERF009，占比达到 66.37%。此外，α 螺旋占比也较大，比例 21.39%～43.94%，最高的 2 个为 CiDREB1D 和 CiERF003，占比分别为 43.94% 和 40.12%。而在 22 条氨基酸序列中，延伸链占比则相对较小。

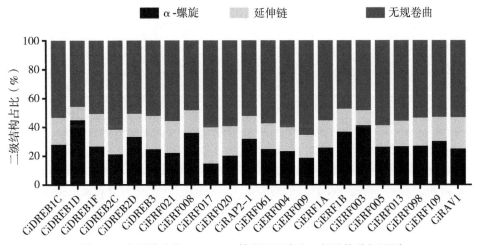

图 3-2　中间锦鸡儿 AP2/ERF 转录因子家族二级结构特征预测

五、中间锦鸡儿 AP2/ERF 转录因子家族结构域分布

AP2/ERF 是植物特有的一类转录因子，一般含有由 57～70 个氨基酸组成的保守的 AP2 结构域。通过氨基酸序列比对与分析，得到中间锦鸡儿 22 个 AP2/ERF 类转录因子保守结构域的长度及位置（表 3–4），结果表明，22 条序列的 AP2 保守结构域长度最小为 57，最长为 70，符合典型的 AP2 结构域长度。除了 ERFB3 组 AP2 结构域分布位置没有特定规律之外，其余蛋白 AP2 结构域均比较靠近氨基酸的氨基端（图 3–3）。另外，CiRAV1 蛋白除了含有一个保守的 AP2 结构域之外，还含有一个由 107 个氨基酸组成的 B3 结构域。

表 3–4　中间锦鸡儿 AP2/ERF 转录因子家族保守结构域分析

基因名字	蛋白大小	结构域长度	结构域位置
CiDREB1C/CBF2	203	59	20～79
CiDREB1D/CBF4	198	58	41～99
CiDREB1F/DDF2	255	60	61～121
CiDREB2C	401	60	83～143
CiDREB2D	453	70	77～147
CiDREB3	222	58	61～119
CiERF021	187	58	20～78
CiERF008	151	63	22～85
CiERF017	216	62	16～78
CiERF020	192	62	18～80
CiRAP2-1-like	171	59	39～98
CiERF061	322	62	118～180
CiERF004	218	63	26～89
CiERF009	223	60	23～83
CiERF1A	266	64	144～208
CiERF1B	206	58	72～130
CiERF003	167	58	54～112
CiERF005-like	293	58	152～210
CiERF013-like	229	60	100～160
CiERF098	154	59	17～76
CiERF109-like	235	61	100～161
CiRAV1	388	57（AP2），107（B3）	65～122（AP2），201～308（B3）

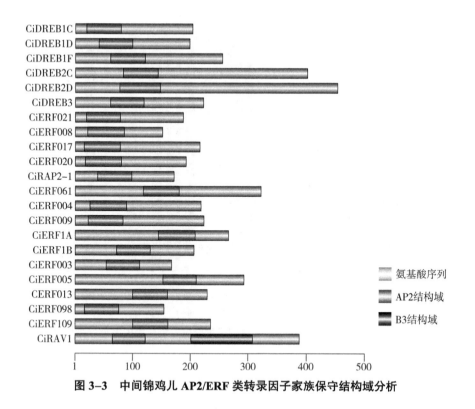

图 3-3 中间锦鸡儿 AP2/ERF 类转录因子家族保守结构域分析

六、中间锦鸡儿 AP2/ERF 转录因子家族多重序列比对

使用 DNAMAN 软件对 22 条中间锦鸡儿 AP2/ERF 转录因子的 AP2 结构域进行多重序列比对，比对结果如图 3-4 所示，所有的 AP2/ERF 转录因子均含有 AP2 结构域典型的 YRG 和 RAYD 元件，其中 YRG 元件组成为 YRGVRxRxxxGKWVCEVREPNKK，RAYD 元件组成为 RIWLGTFxxxxMAAxA-xDVAAxAxRGxxACLNFxxxAxxLxxx，这两个元件能够与其他各类顺式作用元件相互结合，在多种信号通路中发挥着重要的作用。另外，在 YRG 元件中还含有 β1 折叠（VRQR）和 β2 折叠（KWVCEVRE），在 RAYD 元件中含有 β3 折叠（TRIWLGTF）和一个双亲性的 α-螺旋（TAEMAARAHDVAALALRG），说明这 22 条序列均属于典型的 AP2/ERF 转录因子。

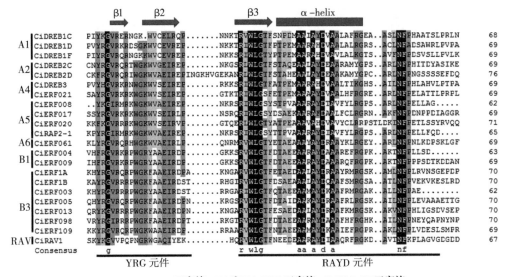

A1 ~ A6. DREB 亚家族；B1 和 B3. ERF 亚家族；RAV. RAV 亚家族；

β1、β2、β3 和 α-helix. 氨基酸的二级结构。

图 3-4　中间锦鸡儿 AP2/ERF 转录因子家族保守结构域的多重序列比对

七、中间锦鸡儿 AP2/ERF 转录因子家族保守基序分布

利用 MEME 在线工具对 22 条中间锦鸡儿 AP2/ERF 转录因子进行保守基序预测，结果如图 3-5 所示，所有的序列均含有保守性较强的 motif 1，motif 1 中含有经典的 AP2 结构域的 RAYD 元件（图 3-6B，motif 1），另外，21 条序列还含有保守性同样较强的 motif 2，motif 2 中含有 YRG 元件（图 3-6B，motif 2），这两个元件是构成 AP2 结构域的关键部分。在 DREBA1 组成员中均含有高度保守的 motif 3，而其他组中则没有此基序（图 3-6B，motif 3）。在 DREBA1 组成员 CiDREB1C 和 CiDREB1F 中还含有 motif 14，该元件长度较短，且含有 VQQRD（H）M（Q）的保守序列，但其作用机制尚不明确（图 3-6B，motif 14）。另外在 DREBA2 组成员 CiDREB2C 和 CiDREB2D 中还含有 motif 5、motif 12 和 motif 13，这些基序不存在于其他序列中，只特异性地存在于 A2 组，其中 motif 5 和 motif 12 基序具有很强的保守性（图 3-6B，motif 5、motif 12、motif 13）。ERFB3 组成员 CiERF1B 以及 CiERF109 中还含有 motif 15，该基序长度也较短，但保守性较强（图 3-6B，motif 15）。

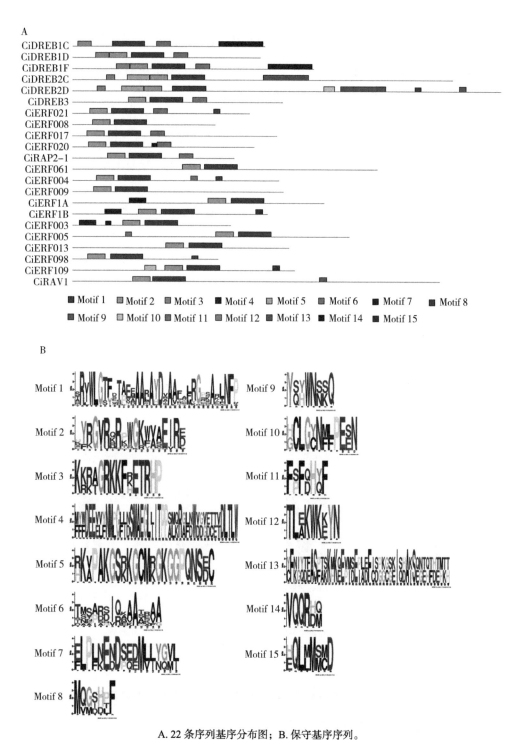

A. 22 条序列基序分布图；B. 保守基序序列。

图 3-5 中间锦鸡儿 AP2/ERF 转录因子家族保守基序分布

八、中间锦鸡儿 AP2/ERF 转录因子家族三级结构预测

蛋白质的三级结构能够直接决定蛋白质的功能。为了更直观地了解 22 个中间锦鸡儿 AP2/ERF 转录因子的三级结构，我们从每一个组中挑选一个转录因子进行蛋白的三级结构同源建模分析，结果如图 3-6 所示，由于不同亚组之间 AP2 结构域相差不大，所以 A1、A4、A5、A6、B1 和 B3 组蛋白建模时参照的是同一个模板，即 5wx9.1.A，而 A2 和 RAV1 组参照的模板为 3gcc.1.A，预测结果可知，每个组均含有一个双亲性的 α 螺旋和 β1、β2 和 β3 折叠片，这些二级结构是 AP2 结构域中十分重要的组成元件，其中 α 螺旋对于植物细胞膜的稳定是十分重要的，另外 3 个 β 折叠片为反向平行排列于 α 螺旋的前端，β 折叠区域为 DNA 结合区，其中对于 DREB 亚家族和 ERF 亚家族来说，第 2 个 β 折叠片中的第 14 位和第 19 位氨基酸决定了转录因子与各类顺式作用元件结合的特异性。

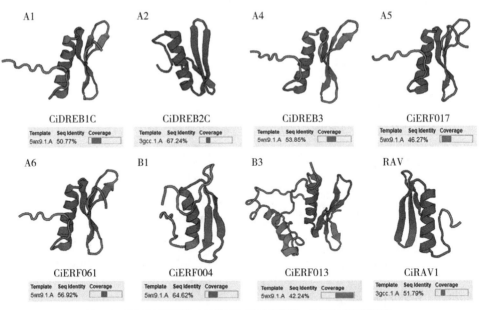

A1～A6. DREB 亚家族；B1 和 B3. ERF 亚家族；RAV. RAV 亚家族。

图 3-6　中间锦鸡儿 AP2/ERF 转录因子家族的三级结构同源建模

九、中间锦鸡儿 AP2/ERF 类转录因子家族表达模式分析

1. 不同胁迫处理表达水平检测

我们利用 qRT-PCR 技术检测了 37 条中间锦鸡儿 AP2/ERF 类转录因子在不

同胁迫处理下的表达水平，结果如彩图 3-2 所示，从整体来看，转录组中筛选到的中间锦鸡儿 AP2/ERF 类家族基因均能够受到冷、热、盐和甘露醇的诱导。在冷处理 12 h 时，大部分基因表达量都有明显上升，其中表达量变化超过 20 倍的有 5 个，分别为 *CiDREB1E*、*CiDREB2C*、*CiERF017-1*、*CiERF017-2* 以及 *CiERF004*，其中表达量最高的为 *CiERF017-1* 和 *CiDREB2C*，上升倍数分别为 68.08 和 57.14，说明许多 AP2/ERF 类转录因子参与调控冷响应信号通路。在热胁迫处理 1 h 后，有 18 个基因响应迅速，表达量超过 2 倍，而响应最为明显的是 *CiDREB1C*，有 228 倍；在热处理 12 h 后，*CiDREB1C*、*CiDREB1E*、*CiDREB2C*、*CiDREB2D*、*CiERF013-1*、*CiERF112* 和 *CiERF114-1* 基因的表达量依然较高，表达量最高的为 *CiDREB1C*，响应超过 800 倍，说明热处理后能够迅速激活植物体内 AP2/ERF 类转录因子的表达，并能够维持较长时间。盐处理后表达量超过 2 倍的基因有 14 个，甘露醇处理后表达量超过 2 倍的基因有 12 个，其他基因则对盐和甘露醇处理没有明显响应。

　　CiDREB1C 基因在冷处理后表达量先下降后上升，上升倍数超过 2 倍；在热、盐以及甘露醇处理后，*CiDREB1C* 基因表达量均上调，说明 *CiDREB1C* 基因能够参与多种非生物逆境胁迫途径（彩图 3-2）。*CiDREB3* 基因在 4 种胁迫处理下表达量变化均不大，只是在冷和热处理后基因表达量略有下降（彩图 3-2）。另外，通过 qRT-PCR 检测发现，comp134874_c0、comp107833_c0、comp140811_c0、comp109938_c0 及 comp55875_c0 这 5 个基因的 Ct 值大于 35，无法计算表达量，故未在图中列出。

2. 组织特异性表达检测

　　我们还对中间锦鸡儿 AP2/ERF 类转录因子家族进行了组织特异性表达检测，检测结果如彩图 3-3 所示，除 *CiTINY2* 和 *CiERF110* 外，其余基因在茎中的表达量均较低，表达水平均在 2 倍以内。相反的是，在根中，多数基因表达量均较高，其中表达量变化最明显的是 *CiRAP2.11*、*CiERF013-1* 和 *CiERF112*，分别为 78.78 倍、69.42 倍 和 58.65 倍，而 *CiDREB2C*、*CiTINY*、*CiERF008*、*CiRAP2-1*、*CiERF061*、*CiRAP2.12*、*CiERF1A*、*CiERF110* 和 *CiRAV1* 这 9 个基因在根中表达水平均较低。*CiERF017-1*、*CiERF020*、*CiERF054*、*CiERF061*、*CiRAP2.11* 和 *CiERF098* 这 6 个基因在叶中表达量较高，变化倍数均超过 8 倍，另外，*CiRAP2.11* 在根和叶中均有比较高的表达。除 *CiDREB2C* 基因外，DREBA1、A2、A4 组以及 ERFB4 组基因在叶片中表达量均较低。*CiRAP2.12* 和 *CiERF1A* 基因在各个组织中表达量均较低，这些结果说明中间锦鸡儿 AP2/

ERF 类转录因子家族具有组织表达的特异性。另外，通过 qRT-PCR 检测发现，comp134874_c0、comp107833_c0、comp140811_c0、comp109938_c0、comp55875_c0 及 comp74773_c0 这 6 个基因的 Ct 值大于 35，无法计算表达量，故未在图中列出。

第四章
DREB 亚家族成员功能研究

第一节 实验材料与方法

一、实验材料

1. 植物材料

中间锦鸡儿种子采自内蒙古自治区呼和浩特市和林格尔县（东经 111°48′53″，北纬 40°30′16″）以及乌兰察布市四子王旗（东经 111°41′24″，北纬 41°25′48″）。

柠条锦鸡儿、小叶锦鸡儿种子由鄂尔多斯市林业科学研究所提供。

野生型拟南芥生态型为 Columbia（Col-0），实验室保存。

2. 菌株及载体

大肠杆菌（*Escherichia coli*）菌株 DH5 α 购自北京全式金生物技术有限公司。

实验中所用到的克隆载体 p*EASY*-Blunt-Simple、p*EASY*-T$_1$-Simple 均购自北京全式金生物技术有限公司，pGEM®-TEasyVector Systems 购自 Promega 公司。

农杆菌菌株 GV3101 由本实验室保存。

植物表达载体 pCanG-HA 由中国科学院遗传与发育生物研究所谢旗研究员惠赠。

3. 实验试剂

（1）主要试剂以及药品。rTaq 酶、Primer STARTM HS DNA Ploymerase、DNA-marker 和 DNaseI（RNase free）、RNase Inhibitor、qRT-PCR 常规试剂等购自大连宝生物（TakaRa）公司。

各种限制性内切酶、T$_4$ DNA 连接酶购自美国 Thermo Fisher 公司。

RNaseA、DNA 回收试剂盒和质粒小提试剂盒购自天根公司。

pGEM®–TEasy Vector Systems 购自 Promega 公司。

氨苄青霉素（Amp）、卡那霉素（Kan）、庆大霉素（Gent）、X–gal、异丙基硫代–β–D– 半乳糖苷（IPTG）、MOPS、β– 巯基乙醇购自 BBI 公司。

脱落酸（ABA）、氯化钠（NaCl）、葡萄糖、蔗糖、MS 盐、马来酸、DEPC 购自 Sigma 公司。

X–gal、IPTG 和伊文思蓝（Evans Blue）等购自北京 Coolaber 公司。

TRIzol 提取缓冲液购于 Invitrogen 公司。

KAc 和异丙醇购自天津市科盟化工工贸有限公司。

NaAc 和石英砂购自生工生物工程（上海）有限公司。

氯仿、无水乙醇购自天津市永大化学试剂开发中心。

1.5 mL 无酶处理管购自 AXYGEN 公司。

丙二醛测定试剂盒（A003–1）购自南京建成生物工程研究所。

（2）试剂配制。

①卡那霉素（Kanamycin，Kan）贮液（50 mg/mL）。称取 0.5 g 卡那霉素粉末定容于 10 mL 无菌水中，0.22 μm 滤膜过滤灭菌，分装至 1.5 mL EP 管中，–20℃保存备用。细菌筛选时工作浓度为 50 μg/mL。

②庆大霉素（Gentamycin，Gent）贮液（25 mg/mL）。称取 0.25 g 庆大霉素粉末定容于 10 mL 无菌水中，0.22 μm 滤膜过滤灭菌，分装至 1.5 mL EP 管中，–20℃保存备用。

③利福平（Rifampin，Rif）贮液（20 mg/mL）。称取 0.2 g 利福平粉末定容于 10 mL 无水乙醇中，0.22 μm 滤膜过滤灭菌，分装至 1.5 mL EP 管中，–20℃避光保存。细菌筛选时工作浓度为 20 μg/mL。

④5–溴–4–氯–3– 吲哚–β–D– 半乳糖苷（X–gal）贮液（20 mg/mL）。称取 0.4 g 的 X–gal 溶于 20 mL 二甲基甲酰胺中，不需要过滤灭菌，分装小包装，避光（包锡箔纸）贮存于 –20℃。

⑤异丙基硫代–β–D– 半乳糖苷（IPTG）贮液（50 mg/mL）。称取 1 g 的 IPTG 溶于 20 mL 的双蒸水。用 0.22 μm 滤膜过滤除菌，每份 500 μL，贮存于 –20℃。

⑥伊文思蓝（Evans Blue）染色液（0.25%）。称取 0.25 g 伊文思蓝定容于 100 mL 无菌水中，4℃保存。

⑦焦炭酸二乙酯（Diethyl pyrocarbonate，DEPC）水配制（V/V=0.01%）。将

400 μL DEPC 加入到 4000 mL 的双蒸水中，室温过夜搅拌，121℃，高压灭菌 20 min，晾冷备用。

（3）培养基配制。

①LB 培养基配方。

胰蛋白胨	10 g
酵母提取物	5 g
NaCl	10 g

NaOH 或者 HCl 调节 pH 值至 7.0，定容至 1000 mL，121℃高压灭菌 20 min。若为固体培养基加入 15 g 琼脂粉。

②1/2MS 培养基。1/2MS 母液配方配制方法如下。

MS 大量元素母液（20 倍）	25 mL
MS 微量元素母液（1000 倍）	0.5 mL
MS 铁盐母液（200 倍）	2.5 mL
MS 有机元素母液（200 倍）	2.5 mL
$CaCl_2$ 母液（20 倍）	25 mL
蔗糖（3%）	30 g

KOH 或者 HCl 调节 pH 值至 5.7～5.8，定容至 1000 mL，121℃高压灭菌 20 min。

1/2MS 固体培养基配制方法同液体配制方法，灭菌前在液体培养基中加入 6.5 g 琼脂粉。

③1/2MS 盐培养基。

MS 盐	2.15 g
MES	0.215 g
蔗糖	2.5 g

KOH 或者 HCl 调节 pH 值至 5.7～5.8，定容至 1000 mL，121℃高压灭菌 20 min。

1/2MS 盐固体培养基配制方法同液体配制方法，灭菌前在液体培养基中加入 6.5 g 琼脂粉。

④1/2MS 转化拟南芥培养基配制方法同上，在体系中需加入 200 μL Silwet L–77（0.02%，V/V），不加入 $MgCl_2$。

4. 主要仪器设备

本实验所用到的主要仪器信息见表 4-1。

表 4-1 本实验主要用到的仪器设备

仪器	公司	型号
常温离心机	德国 Eppendorf	5804
冷冻离心机	德国 Eppendorf	5810R
电转化仪	德国 Eppendorf	Electroporator2510
微量移液器	德国 Eppendorf	5mL、1000μL、200μL、20μL、10μL
灭菌锅	日本三洋（SANYO）	MLS-3780
电子天平	瑞士 Mettlertoledo	MS104S
水浴锅	上海一恒科技有限公司	DK-8D
恒温培养箱	上海智诚分析仪器有限公司	ZHWY-103D
超净工作台	北京东联哈尔仪器制造有限公司	HD-920
紫外 - 可见核酸分析仪	美国 ThermoFisher	GEN10SUV-Vis
PCR 仪	德国 Eppendorf	5331
实时荧光定量 PCR 仪	瑞士 Roche	Roche480
RUMED 培养箱	德国 RUMED	3601
超微量紫外分光核酸分析仪	美国 Quawell	Q5000
凝胶成像仪	英国 SYNGENE	Bio Imaging System

5. 引物及分析软件

本部分所用到的引物均使用 Primer premier 5.0 软件设计，引物的合成以及测序均由生工生物工程（上海）股份有限公司完成，测序结果使用 Chromas 分析，序列分析使用 Vector NTI 11.0 软件。

二、实验方法

1. 植物的培养

（1）中间锦鸡儿、柠条锦鸡儿、小叶锦鸡儿的培养。挑选籽粒饱满、无虫眼儿的种子，播种于营养土与蛭石（$V:V=1:3$）的钵子中，培养于 25℃、16 h 光照 /8 h 黑暗的温室中。

（2）拟南芥的培养。

①平皿中筛选转基因幼苗或者表型实验。取适量自然晾干的拟南芥种子分装

到 1.5 mL 无菌的 EP 管中，加入 75% 乙醇 1 mL，灭菌 10 min，将 75% 乙醇倒出后再加入含有 0.05%Tween-20 的无水乙醇 1 mL，灭菌 10 min，弃去乙醇，待种子晾干后播种于含有 1/2MS 培养基的平板中，4℃低温同步化处理 3 d 后，培养于 25℃、16 h 光照 /8 h 黑暗的温室中。

②土壤中表型实验。将低温同步化处理后的拟南芥种子均匀地撒在纯蛭石的钵子中，将生长 8 ～ 9 d 的幼苗转入含有营养土与蛭石（$V:V$=1:3）的钵子中继续培养，或将拟南芥种子直接均匀地撒在含有营养土与蛭石（$V:V$=1:3）的穴盘中，4℃低温同步化处理 3 d 后，培养于 25℃、16 h 光照 /8 h 黑暗的温室中。

2. 基因组 DNA 的提取（CTAB 法）

（1）取植物样品新鲜的叶片 100 mg，在液氮冷冻条件下研磨成粉末状。

（2）加入 0.6 mL 的 2×CTAB 提取液（用前加入 0.2% 的巯基乙醇），于 65℃中水浴 30min 振荡混匀，每 10 min 颠倒混匀一次。

（3）取出离心管，冷却后加入 0.6 mL 酚 / 氯仿，振荡混匀。

（4）13800 r/min，室温离心 4 min。

（5）将上清液转移到另一 1.5 mL 离心管中。

（6）加等体积氯仿混匀，13800 r/min，离心 4 min，取上清液。

（7）加入 2 倍体积的无水乙醇，上下颠倒混匀，-80℃放置 30 min。

（8）4℃，15800 g，离心 20 min。弃上清液，70% 乙醇洗 2 次，室温下干燥沉淀。

（9）加入 25 µL 无菌水溶解 DNA；取 1µL DNA 样品，1% 琼脂糖凝胶电泳检测 DNA 浓度质量。其余样品 -20℃保存。

3. RNA 的提取以及 cDNA 的合成

（1）锦鸡儿属植物总 RNA 的提取。

①对培养 2 周后的无菌苗进行相应的胁迫处理，快速取处理后的 60 ～ 70 mg 叶片到 1.5 mL 离心管中加液氮研磨成粉末，加入 1 mL TRIzol 试剂，涡旋混合仪上剧烈振荡混匀，室温放置 5 min。

②6℃、12000 g 离心 10 min，去除沉淀，取上清液至新的离心管。

③每使用 1 mL TRIzol 加入 0.2 mL 氯仿，盖好管盖后剧烈振荡混匀（15 s），室温放置 2 ～ 3 min。

④6℃，11800 g（≤ 12000 g）离心 15 min，样品会分为 3 层：底部有机相，中间蛋白层和无色水相，将上层水相转移到新的离心管中，并重复步骤③④一次。

⑤每使用 1 mL TRIzol 加入 0.25 mL 异丙醇和 0.25 mL 高盐溶液（0.8 M 柠檬酸钠和 1.2 M NaCl）沉淀 RNA，混匀后室温放置 10 min。

⑥6℃，11800 g（≤ 12000 g）离心 10 min。

⑦弃上清液，加入 1 mL 75% 乙醇（配乙醇时需使用 DEPC 处理过的无 RNase 水）洗涤沉淀，每使用 1 mL TRIzol 加入 1 mL 75% 乙醇。

⑧6℃ 7000 g（≤ 7500 g）离心 5 min。

⑨重复步骤⑦⑧。

⑩室温放置晾干 5 ～ 10 min。

⑪加入 20 μL 双蒸水（RNase-free）溶解 RNA；55 ～ 60℃温育 10 min。

⑫取 1 μL RNA 样品 1% 琼脂糖凝胶电泳检测；以双蒸水（RNase-free）为空白对照，紫外 - 可见核酸分析仪测定 $OD_{260/280}$ 比值定量 RNA 浓度。$A_{260/280}$ 在 1.8 ～ 2.2，$A_{260/230}$ 在 2.0 以上为质量较好的 RNA，将剩余样品保存于 -80℃ 备用。

（2）拟南芥总 RNA 的提取。

①将样品在液氮冷冻条件下迅速研磨成粉末，拟南芥取样量为 60 ～ 80 mg，加 1 mL TRIzol，充分混匀，室温下静置 5 min。

②抽取 1000 μL 步骤①获得的样品，加入 220 μL 氯仿，充分混匀，室温下静置 3 min。

③6℃，11800 g，离心 15 min。

④吸取上清液 650 μL 转移至另一新的 1.5 mL 离心管（RNase-free）中，加入 130 μL 氯仿，充分混匀，室温下静置 3 min。

⑤重复步骤③。

⑥取 500 μL 上清液至另一新的 1.5 mL 离心管（RNase-free）中，加入 500 μL 异丙醇，充分混匀，室温下静置 10 min。

⑦6℃，11800 g，离心 10 min。

⑧弃上清液，加入 1 mL 75% 的乙醇充分洗涤沉淀，75% 的乙醇需要提前预冷。

⑨6℃，8000 g，离心 5 min。

⑩弃上清液，4000 g，离心 40 s，将离心管内残余液体彻底除去。

⑪置于通风橱内干燥后，加入 200 μL 已处理的 DEPC 水、20 μL NaAc（3M）和 660 μL 无水乙醇（预冷），上下颠倒几次，充分混匀，置于 -20℃中 1 h 以上。

⑫6℃，11800 g，离心 20 min。

⑬重复步骤⑩。

⑭置于通风橱内干燥后，用 20 μL 已处理的 DEPC 水溶解 RNA，冰浴 10 min，轻弹充分混匀。

⑮吸取 0.5 μL RNA 样品进行 1% 的琼脂糖凝胶电泳，定性检测提取的 RNA 样品。

⑯紫外分光光度计法定量检测 RNA 样品的质量和浓度。

（3）RNA 样品中 gDNA 的去除。

①在一套新的 1.5 mL EP 管（RNase–free）中加入以下试剂，轻弹混匀。

总 RNA（10 μg）	X μL
10×DNase Buffer Ⅰ	2.0 μL
DNase（RNase-free，5 U/μL）	0.5 μL
RNase Inhibitor（40 U/μL）	0.2 μL
DEPC 处理水补水至	17.3 μL
总体积	20 μL

② 37℃水浴 30 min。

③加入 1 μL EDTA（0.5 M，pH=8.0），轻弹混匀。

④ 80℃水浴反应 2 min，立即冰浴 2 min。

⑤加入 79 μL DEPC 处理水、10 μL NaAc（3M）和 250 μL 已预冷的无水乙醇，轻弹混匀，冰上静置 10 min。

⑥ 6℃，13500 r/min，离心 15 min，弃上清液。

⑦加入 1 mL 已预冷的 75% 乙醇，6℃，13500 r/min，离心 5 min，弃上清液。

⑧加入 20 μL DEPC 处理水溶解 RNA，冰浴 10 min，轻弹充分混匀。

⑨紫外分光光度法检测去除 DNA 后的 RNA 样品质量及浓度。

（4）cDNA 的反转录。

①准备新的 1.5 mL EP 管（RNase-free），并加入以下试剂，轻弹混匀。

已除去 DNA 的 RNA500ng	XμL
Oligod（T）18Primers	1μL
DEPC 处理水补水至	6μL
总体积	6μL

② 70℃水浴 10 min，立即冰浴 2 min。

③ 4000 g，离心 40 s，使反应试剂聚集于管底。

④在上述 1.5 mL EP 管中加入以下反转录反应试剂。

5×M–MLV Buffer	2 μL
dNTP Mixture	1 μL
Rnase Inhibitor（40 U/μL）	0.25 μL
Reverse Transcriptase M–MLV（Rnase H⁻）（200 U/μL）	0.75 μL
DEPC 处理水	0.5 μL
总体积	4 μL

⑤ 42℃水浴 1 h。

⑥ 70℃水浴反应 15 min，冰浴 2 min。

⑦加入 DEPC 处理水稀释 16 倍（10 μL 样品加入 150 μL DEPC 处理水）。

4.Northern 杂交

（1）溶液的配制。

① 10×MOPS。41.8g MOPS 固体，20 mL 1M NaAc，加 DEPC 水 900 mL，调 pH 值至 7.0，再加 20 mL 0.5M EDTA，定容至 1 L，过滤灭菌。

② 20×SSC（pH=7.0）。3 mol/L NaCl，0.3 mol/L 柠檬酸钠。

③ 20% SDS（pH=7.2）。20 g SDS，定容至 100 mL DEPC 处理的水。

④ 2× 洗涤缓冲液。2×SSC，0.1% SDS。

⑤ 0.5× 洗涤缓冲液。0.5×SSC，0.1% SDS。

⑥ 10× 马来酸 Buffer（pH=7.5）。1 mol/L 马来酸，1.5 mol/L NaCl。

⑦ DIG– 洗涤缓冲液。1× 马来酸 Buffer，0.1%（*V/V*）Tween–20。

⑧ Detection Buffer（pH=9.5）。0.1 mol/L Tris–HCl，0.1 mol/L NaCl。

⑨ 10× 封闭液。5 g Blocking reagent（试剂盒提供），50 mL 1×Maleic acid Buffer。

⑩ CSPD 工作溶液。CSPD（试剂盒提供），用 Detection Buffer 按 1∶100 稀释（现用现配）。

⑪抗体溶液。Anti–Digoxigenin–AP（试剂盒提供），用 2× 封闭液 按 1∶5000 稀释（现用现配）。

（2）探针的标记。 探针模板 DNA 制备。提取柠条锦鸡儿总 RNA，RNA 样品中 DNA 的去除，反转录成 cDNA，PCR 扩增标记探针，探针定量。

①试剂的配制。

a. 停止溶液母液的配制。500 mM EDTA（pH=8.0）。

将 9.31 g EDTA–Na₂ 2H₂O 溶于 DEPC 处理的水中，用 NaOH 调节 pH 值至

8.0，DEPC 处理的水定容至 50 mL，高压灭菌。

　　b. 停止溶液工作液。取 5 mL 母液，DEPC 处理的水稀释至 50 mL。

　　②去 DNA 步骤。

　　a. 在 DEPC 处理过的 EP 管中加入下列试剂，总 RNA 样品 10 μL。

10×DNase buffer Ⅰ	2 μL
DNase Ⅰ（RNase free，5 U/μL）	0.75 μL
RNase Inhibitor（40 U/μL）	0.25 μL
DEPC 水	7 μL
总体积	10 μL

　　b. 混匀，37℃水浴中反应 20 ～ 30 min。

　　c. 加 2 μL 停止溶液工作液。

　　d. 70℃水浴中终止反应 10 min，然后立即置于冰上。

　　e. 吸取 1 μL 处理后 RNA 样品，1% 琼脂糖凝胶电泳分析。

　　③反转录步骤。

　　a. 取一只 RNase free 的 EP 管，加入样品的体系如下。

RNA 样品	1 μL
	（约 1 μg）
Oligo（dT）18（50 μM）	1 μL
DEPC 水	4 μL

　　b. 70℃，水浴 10 min。

　　c. 取出后，立即冰浴 5 min，离心 30 s。

　　d. 冰浴状态下，在上述 EP 管中加入下列试剂。

dNTPs（10 mM）	1 μL
5×MMLV buffer	4 μL
反转录酶（MMLV，200 U/μL）	0.75 μL
RNasin（40 U/μL）	0.5 μL
DEPC 水定容至	20 μL

　　e. 混匀，42℃水浴反应 1 h。

　　f. 70℃保温 15 min。

　　g. 取出后，立即冰浴 5 min，离心 30 s。

　　h. 无菌水稀释反转录产物，以此为模板进行 PCR 反应，或贮存于 –80℃，备用。

④PCR 扩增标记探针（试剂盒提供）。

a. 引物。*CkDREB1* 探针引物见附表。

b. PCR 反应体系如下。

双蒸水	10.9 μL
cDNA 模板	1.0 μL
10×PCR buffer	2.0 μL
dNTP Mix（2.0mM each）	1.0 μL
dNTP/DIG–dUTP Mix（2.0mM each）	1.0 μL
3′primer（2μM）	2.0 μL
5′primer（2μM）	2.0 μL
rTaq 酶（3.5U/μL）	0.1 μL
总体积	20 μL

c. PCR 反应程序如下。

94℃	3 min	
94℃	30 s	
56℃	30 s	30 个循环
72℃	1 min	
72℃	4 min	

⑤探针定量。取 1 μL PCR 产物进行琼脂糖凝胶电泳，用标准分子量 1 kb DNA Marker 为标准估计出探针的浓度，一般在 60 ng/μL 以上即可。探针准备好后放于 –20℃保存备用。

（3）RNA 甲醛琼脂糖凝胶电泳。

① 电泳槽的预处理。用 0.5mol/L NaOH 溶液浸泡 20 min，然后用 0.01% DEPC 处理的水冲洗 3 次。

② 1.0% 的甲醛凝胶配制。

琼脂糖	0.4 g
DEPC 水	31 mL
10× MOPS	4 mL
甲醛	5 mL

称取 0.4 g 琼脂糖，加 31 mL DEPC 处理的水，微波炉加热使琼脂糖完全熔化，冷却至 55 ~ 60℃，加入 4 mL 10×MOPS，5 mL 甲醛，混合均匀，倒胶。

③ RNA 样品的制备。

RNA（8 ～ 15 μg）	3.2 μL
10×MOPS buffer	1.6 μL
甲醛	3.2 μL
甲酰胺	8.0 μL
EB	0.1 μL

混匀后，85℃下水浴 10 min，之后冰浴 2 min，3500 g 离心 30 s。

④ 加入 1.8 μL 10×loading buffer，混匀。

⑤ 向电泳槽中加入 1×MOPS buffer，放入甲醛凝胶。

⑥ 加样，4 ～ 5 V/cm 电压，电泳至溴酚蓝迁移至胶的 2/3 处，停止电泳。

⑦ 在凝胶成像系统下检测 RNA 的质量，照相并保存图片。

（4）RNA 转膜（毛细管转移法）。

① 修胶。在胶的溴酚蓝下 2 cm 处切掉多余部分，切去左上角作标记。

② 洗胶。胶在 10×SSC 液中洗涤 40 min。

③ 准备膜。剪一张四周边长各比胶大 1 mm 的尼龙膜，剪去膜的左上角，先在 DEPC 水中浸泡 5 min，然后在 10×SSC 中平衡 5 min；最后放在凝胶表面，两层之间不可有气泡。

④ 将两张比尼龙膜略大的滤纸覆盖在尼龙膜上，赶走气泡，四周用保鲜膜封好。

⑤ 将一叠高度为 10 cm 的吸水纸轻放在滤纸上（长宽均大于滤纸 2 cm），在吸水纸上加一块玻璃板和重约 500 g 的重物，利用毛细现象转移过夜。

⑥ 转移结束后，移去上面的吸水纸和滤纸，同时把凝胶与尼龙膜一起翻转过来，把点样孔用铅笔做好标记。

⑦ 把转了 DNA 的尼龙膜于 6×SSC 溶液中振荡 5 min，然后放在滤纸上室温干燥 30 min。放在紫外交联仪中交联：254 nm、120000 μJ/cm^2，最后用保鲜膜包好保存于 4℃冰箱，待用。

（5）杂交。

① 在 50℃水浴锅中预热一定体积的杂交液（DIG Easy Hgb Granules）。

② 将转好的尼龙膜放入杂交管中，按 0.2 mL/cm^2（即每平方厘米尼龙膜倒入 0.2 mL 杂交液）加入杂交液，把杂交管放入杂交炉中预杂交 2 h。

③ 变性 DIG labeled probe（25 ng/mL），沸水煮 10 min，迅速置于冰上冷却。

④ 倒掉预杂交液，加入等量新鲜杂交液。

⑤ 用移液器将变性探针移入杂交管中，混匀。

⑥ 把杂交管放入杂交炉中，50℃杂交 12 ～ 16 h。

（6）洗膜。

① 在杂交炉中用 2× 洗涤缓冲液，在 65℃下洗 2 次，15 min/ 次。

② 在杂交炉中用 0.5× 洗涤缓冲液，在 65℃下洗 2 次，15 min/ 次。

（7）CSPD 显色。

① DIG– 洗涤缓冲液。室温下洗膜 1 min。

② 2% 封闭液。室温下振摇 45 min（100 mL/100 cm² 膜）。

③ Antibody Solution。室温下振摇 30 min（20 mL/100 cm² 膜）。

④ DIG– 洗涤缓冲液。清洗膜 2 次，15 min/ 次（100 mL/100 cm² 膜）。

⑤ Detection Buffer 平衡 2 ～ 5 min（20 mL/100 cm² 膜）。

⑥ 将 CSPD 工作溶液均匀地点在尼龙膜上，用保鲜膜封闭，室温放置 5 min（1 mL/100 cm² 膜）。

⑦ 37℃下反应 15 min。

⑧ 将多余的 CSPD 工作溶液挤出，并将尼龙膜封于曝光夹，在暗室中将 X 光片压入曝光夹中，时间长短根据信号强弱而定，一般 30 min 至数小时。

⑨ 将 X 光片送入洗片机冲洗。

5. 实时荧光定量 PCR

将稀释的模板从 –80℃冰箱取出，置于冰上自然化冻，使用 Light Cycler 480（Roche Diagnostics）实时荧光定量 PCR 仪，通过 SYBR Green Premix Ⅱ荧光染料法对不同的基因在转录水平上的表达量进行分析。反应体系如下：

SYBR *Premix Ex Taq* Ⅱ	10 μL
PrimerF（10 μmol/L）	0.8 μL
PrimerR（10 μmol/L）	0.8 μL
DEPC 水	3.4 μL
cDNA 模板	5 μL
总体积	20 μL

反应程序如下。

95℃	1 min		
95℃	5 s		
60℃	30 s		40 个循环
72℃	15 s	延伸结束时采集一次荧光信号	
95℃	10 s		
70℃	1 min		
95℃	—	持续采集荧光信号，升温速率为 0.11℃/s	
40℃	30 s		

锦鸡儿属植株内参基因选择 *CiEF1α*（KC679842）（序列见附表），拟南芥内参基因选择 *AtEF1α*（AT5G60390）（具体序列见附表），每个样品进行 3 个技术重复，每个基因进行 3 次生物学重复，实验结果使用 $2^{-\Delta\Delta Ct}$ 法分析数据。基因引物序列见附表。

6. 基因中间片段序列的获得

检索已经报道的植物 DREB 相关基因 *DREB1A*、*DREB1C*、*DREB3* 的基因序列，同时从实验室已有的转录组数据库中筛选相关基因序列，*DREB1C* 与 *DREB3* 基因具有完整的 ORF 序列，直接进行基因全长扩增。而 *DREB1A* 基因不具备完整的 ORF 序列，所以需要根据基因的保守区，设计简并引物。利用简并引物扩增基因的中间序列，扩增产物胶回收纯化后与 pMD19–T 载体连接，转入大肠杆菌 DH5a 感受态细胞中，37℃过夜培养后，挑取单克隆进行菌落 PCR 及酶切鉴定阳性克隆，并将菌液送往华大公司测序，*DREB1A* 基因中间片段克隆具体描述如下。使用生物学软件 Vector NTI 比较分析 GenBank 上已发表的不同植物物种 DREB1A 转录因子氨基酸和核苷酸序列的结构特点，分别使用在线简并引物设计软 CODEHOP（http：//blocks.fhcrc.org/blocks/codehop.html）设计 DREB1A 基因引物；使用 Primer Premier 5 根据 DREB1A 蛋白保守区设计引物；根据 DREB1A 蛋白保守区和双子叶植物相应核酸序列特点，降低简并引物的简并度，设计引物，引物序列见附表。其中，*CkDREB1A* 以柠条锦鸡儿 cDNA 为模板，引物为 CkDREB1A–F 与 CkDREB1A–R，*CmDREB1A* 以小叶锦鸡儿为模板，引物为 CmDREB1A–F 与 CmDREB1A–R，用 rTaq（TaKaRa 公司）进行 PCR 扩增。

7. cDNA 末端快速扩增（RACE）

cDNA 末端快速扩增（Rapid amplification of cDNA ends，RACE）技术是获

得真核生物 cDNA 全长的有效方法，本研究利用大连宝生物（TaKaRa）RACE 试剂盒对目的基因型进行 cDNA 全长的扩增。

（1）3′-RACE 扩增。根据测序得到的 *CkDREB1A*、*CmDREB1A* 基因的中间片段设计 3′-RACE 引物。引物设计要求参照试剂盒说明书，引物序列见附表。具体实验操作流程完全按照 3′-RACE 试剂盒说明书进行。

（2）5′-RACE 扩增。根据测序得到的 *CkDREB1A*、*CmDREB1A* 基因的中间片段设计 5′-RACE 引物。引物设计要求参照试剂盒说明书，引物序列见附表。具体实验操作流程完全按照 5′-RACE 试剂盒说明书进行。

8. 目的基因全长 cDNA 的克隆和测序

（1）全长 cDNA 克隆 PCR 反应体系如下。*CkDREB1A*、*CmDREB1A*、*CiDREB1C*、*CiDREB3* 基因均采用以下 PCR 反应体系进行克隆。

双蒸水	11.3 μL
10×PCR Buffer	2 μL
dNTP Mixture（2.5mM）	1.6 μL
3′primer（2 μm）	2 μL
5′primer（2 μm）	2 μL
rTaq（5 U/μL）	0.1 μL
cDNA 模板	1 μL
总体积	20 μL

（2）*CkDREB1A* 全长 cDNA 克隆。

①根据以柠条锦鸡儿 cDNA 为模板，以 CkDREB1A-full-F 和 CkDREB1A-full-R 为特异性引物（序列见附表），利用高保真酶 Prime STAR HS DNA Polymerase 进行 PCR 扩增，程序为：

94℃	5 min	
94℃	30 s	
50℃	45 s	35 个循环
72℃	1 min	
72℃	10 min	

②1% 琼脂糖凝胶电泳分析。

（3）*CmDREB1A* 全长 cDNA 的克隆。

①根据以小叶锦鸡儿 cDNA 为模板，以 CmDREB1A-full-F 和 CmDREB1A-full-R 为特异性引物（序列见附表），利用高保真酶 Prime STAR HS DNA Polymerase

进行 PCR 扩增，程序为：

94℃	5 min
94℃	30 s
50℃	45 s
72℃	1 min
72℃	10 min

50℃、72℃ 三行用大括号标注"35 个循环"

② 1% 琼脂糖凝胶电泳分析。

（4）*CiDREB1C* 全长 cDNA 的克隆。以中间锦鸡儿 cDNA 为模板，以 F-CiDREB1C-HA 和 R-CiDREB1C-HA 为特异性引物（序列见附表），利用高保真酶 Prime STAR HS DNA Polymerase 进行 PCR 扩增，程序为：

98℃	1 min
98℃	10 s
54℃	15 s
72℃	1 min5 s
72℃	10 min
16℃	保温

98℃、54℃、72℃ 三行用大括号标注"35 个循环"

（5）*CiDREB3* 全长 cDNA 的克隆。

① 以中间锦鸡儿 cDNA 为模板，以 F-CiDREB3-HA 和 R-CiDREB3-HA（序列见附表），利用高保真酶进行 PCR 扩增，反应程序为：

98℃	1 min
98℃	10 s
57.5℃	15 s
72℃	1 min5 s
72℃	10 min
16℃	保温

98℃、57.5℃、72℃ 三行用大括号标注"35 个循环"

② PCR 产物进行 0.8% 琼脂糖凝胶电泳。

9. 感受态细胞的制作和目的片段的转化

大肠杆菌 DH5α 感受态制作方法、农杆菌 GV3101 感受态制作方法、目的片段转化大肠杆菌 DH5α 感受态方法参照张烨硕士论文。

10. PCR 产物的回收与质粒的提取

1% 琼脂糖凝胶电泳检测扩增 PCR 产物，将含有目的条带的凝胶切下，按照天根琼脂糖凝胶 DNA 回收试剂盒（DP209-02）说明书要求对目的条带进行回收，电泳检测回收效率。

使用天根质粒小提试剂盒（DP103-02）对质粒进行提取，琼脂糖凝胶电泳检测质粒提取效率。

11. 基因的生物信息学分析

（1）核苷酸序列分析。

①利用 Vector NTI Suite 9 中 Bio Annotator 分析所克隆的 cDNA 序列的 GC 含量分布。利用 Vector NTI Suite 9 中的 ORF Setup 和 NCBI（http：//www.ncbi.nlm.nih.gov）的 ORF finder 分析所克隆 cDNA 序列的开放性读码框。

②利用网站 NCBI（http：//www.ncbi.nlm.nil.gov）所提供的 blastx 程序搜索数据库进行相似性比较。

（2）蛋白序列分析。

①蛋白质性质分析。利用生物信息学专业软件 Vector NTI Suite 9 对所克隆的序列最长读码框蛋白质的性质进行分析。用 Expasy 的 ProtParam 程序（http：//kr.expasy.org/tools/protparam.html）统计柠条锦鸡儿 CkDREB1A 与小叶锦鸡儿 CmDREB1A 中各种氨基酸含量，并得到分子量、等电点；利用软件 DNA Star 5 对柠条锦鸡儿 CkDREB1A 与小叶锦鸡儿 CmDREB1A 多肽进行一级结构分析。

②相似性搜索。通过网站 NCBI（http：//www.ncbi.nlm.nil.gov）对克隆序列的最长读码框蛋白进行 blastP 相似性搜索。

③跨膜结构预测。跨膜结构一般在蛋白质中序列相似性不大，但结构极其相似，用 TMpred 软件（http：//www.ch.embnet.org/software/TMPRED_form.html）在线分析柠条锦鸡儿 CBF/DREB1 蛋白质序列的跨膜结构域。

④信号肽预测。跨膜结构域和信号肽预测不仅是进行氨基酸序列功能域预测的基础，而且还是进行氨基酸序列二级和三级结构预测的依据。通过 SignalP（http：//www.cbs.dtu.dk/services/ SignalP）和 Expasy 的翻译后修饰预测（Post-translational modification prediction）在线工具对最长读码框蛋白进行信号肽预测。

⑤功能结构域确定。蛋白质序列分析的关键是确定其是否含有重要的功能位点。采用 PROSITE 数据库（http：//www.expasy.org/prosite）分析具有生物学意义的模式和位点。利用 Pafm（http：//www.sanger.ac.uk/Software/Pfam）对功能域进行预测。并使用 Expasy 的 Motif Scan 在线工具以及 NCBI 的保守结构域（Conserved domains）进一步验证。

⑥亚细胞定位分析。通过工具 PSORT（http：//www.psort.org）预测柠条锦鸡儿 CkDREB1A 的亚细胞定位。

⑦疏水性分析。疏水性分析是蛋白质二级结构以后三级结构预测中的一个必要的过程，通过网站（http://www.expasy.org/cgi-bin/protscale.pl）应用 ProtScale 程序进行分析。

⑧二级结构预测。通过网站（www.expasy.org）的 GOR4 方法对克隆序列得到的最长读码框蛋白柠条锦鸡儿 DREB1A 进行二级结构分析。

⑨三级结构预测。通过 Expasy 中的 SWISS-MODEL 工具（http://swissmodel.expasy.org）提供的同源建模法来对克隆序列的最长读码框蛋白进行三级结构预测。

⑩蛋白质家族分析。通过 Prosite 对蛋白质的特殊结构域进行预测。使用网站（http://scop.mrc-lmb.cam.ac.uk/scop/index.html）的 SCOP 数据库对 CBF 序列的分类情况做出了分析。

⑪系统进化树分析。使用 Vector NTI Suite 9 软件对已知 DREB 基因构建了进化树，从而获得 CkDREB1A 与 CmDREB1A 在进化上的分类地位。

12. 目的片段与载体的连接

（1）CkDREB1A、CmDREB1A 基因与克隆载体的连接。

①将 pGM-T 载体在冰上融化，短暂离心装有载体的离心管，以免液体挂在管壁上。

②按照表 4-2 在无菌 0.5 mL 离心管中加入各种成分，载体与片段的摩尔比控制在（1:3）～（1:8）（根据凝胶电泳或紫外分光光度计检测后的浓度及载体与片段分子大小来计算其摩尔比），加入过多的片段反而会干扰连接反应。

表 4-2　pGM-T 连接反应体系

连接体系中的成分	反应体系	
	使用 10×T₄DNA 连接缓冲液	使用 2×T₄DNA 快速连接缓冲液
目的 PCR 片段	2.5 μL	2.5 μL
pGM-T 载体	0.5 μL	0.5 μL
10×T₄DNA Ligation Buffer	1 μL	—
2×T₄DNA Rapid Ligation Buffer	—	5 μL
T₄DNA Ligase（3U/μL）	0.5 μL	0.5 μL
双蒸水	5.5 μL	1.5 μL
总体积	10 μL	10 μL

③轻轻弹动离心管以混合内容物，短暂离心。如果选 10×T₄DNA Ligation Buffer 则将混合反应液置于 22～26℃水浴反应 1～2 h（如室温在此范围内，可

置于室温放置 1～2 h）或 16℃过夜；如果选择 2×T₄DNA Rapid Ligation Buffer 则将混合反应液置于 22～26℃、反应 5～10 min（不要超过 15 min），反应结束后，将离心管置于冰上，取 2.5 μL 连接产物进行下面的转化。

（2）*CiDREB1C*、*CiDREB3* 基因与克隆载体的连接。

①将 PCR 获得的扩增产物与克隆载体 p*EASY*-Blunt-Simple 进行连接，具体连接体系为：

基因目的片段	4 μL
p*EASY*-Blunt-Simple 载体	1 μL
总体积	5 μL

②用移液枪吹打混匀后，22℃（PCR 仪控温），温浴 10 min。

（3）*CkDREB1A*、*CmDREB1A* 基因与表达载体的连接。

① pGM-T-*CkDREB1A* 载体双酶切连接 pCHF3 载体。

pGM-T 载体的双酶切：

Kpn I 和 *Bam*H I 酶切反应如下。

pGM-T-*CkDREB1* 质粒	1 μL
10×NEB Buffer 1	1 μL
Kpn I	0.4 μL
10×BSA	1 μL
双蒸水补足	10 μL

37℃酶切 1 h，在上述体系中继续加入：

10×NEB Buffer *Bam*H I	2 μL
*Bam*H I	4 μL
10×BSA	1 μL
双蒸水补足	20 μL

37℃酶切 1 h，0.8% 的琼脂糖凝胶电泳，回收小片段。

② pCHF3 载体的双酶切。

Kpn I 和 *Bam*H I 酶切反应如下。

pCHF3 质粒	1 μL
10×NEB Buffer 1	1 μL
Kpn I	0.4 μL
10×BSA	1 μL
双蒸水补足	10 μL

37℃酶切 1 h，在上述体系中继续加入：

10×NEB Buffer BamH Ⅰ	2 μL
BamH Ⅰ	4 μL
10×BSA	1 μL
双蒸水补足	20 μL

37℃酶切 1 h，0.8% 的琼脂糖凝胶电泳，胶回收大片段。

③ *CkDREB1A*、*CmDREB1A* 片段和 pCHF3 载体双酶切产物连接，转化大肠杆菌 DH5α，重组质粒，命名：pCHF3-*CkDREB1A*、pCHF3-*CmDREB1A*。

连接反应：

pCHF3 载体	0.5 μL
Ck/CmDREB1A 片段	2.5 μL
10×Ligation Buffer	1 μL
T₄DNA Ligase	0.5 μL
双蒸水补足	10 μL

22 ～ 26℃ 连接 10 min，取 2.5 μL 连接产物转化大肠杆菌 DH5α。

（4）*CiDREB1C*、*CiDREB3* 基因与表达载体的连接。将经过琼脂糖凝胶电泳检测过的目的片段与线性化的表达载体 pCanG-HA 进行连接，具体连接体系为：

基因目的片段	2 μL
线性化载体	2 μL
T₄DNA Ligase Buffer	2 μL
T₄DNA Ligase	2 μL
双蒸水	12 μL
总体积	20 μL

用移液枪吹打混匀后，22℃（PCR 仪控温），温浴 1 h。

13. 转化大肠杆菌感受态

（1）从 -80℃冰箱中取出大肠杆菌 Trans1-T₁ 感受态细胞，放置于冰上自然化冻（切勿手弹）。将上一步连接产物加入 100 μL 感受态细胞中，轻弹混匀，冰上静置 30 min。

（2）42℃热激 30 s，冰浴 2 min，向 EP 管中加入 500 μL LB 培养基，37℃，180 r/min 振荡培养 1 h。

（3）向含有 50 μg/mL 卡那霉素的 LB 固体平板上均匀的涂布 16μL IPTG（50 mg/mL）和 40 μL X-gal（20 mg/mL），37℃培养箱中放置 30 min 以上。

（4）吸取摇好的菌液 100 μL 均匀的涂于平板上，待菌液充分被吸收后，37℃，倒置过夜培养（培养时间为 12～16 h）。

14. 菌落 PCR

翌日，挑取平板中的白色单菌落于 15 μL 双蒸水中，枪头吹打混匀，取 2 μL 作为菌落 PCR 模板，引物选择通用引物 M13，进行菌落 PCR，具体反应体系为：

10×PCR Buffer	2 μL
dNTPs（2.5 mmol/L）	1.6 μL
PrimerF（2 μmol/L）	2 μL
PrimerR（2 μmol/L）	2 μL
r*Taq*	0.1 μL
菌液模板	2 μL
双蒸水	10.3 μL
总体积	20 μL

扩增程序为：

94℃	10 min	
94℃	30 s	
55℃	30 s	35 个循环
72℃	1 min5 s	
72℃	10 min	
16℃	保温	

菌落 PCR 正确的单克隆摇菌后提质粒，酶切鉴定，正确的即为过表达载体 pCHF3-*CkDREB1A*、pCHF3-*CmDREB1A*、pCanG-*Ci*DREB1C、pCanG-*CiDREB3*，将质粒保存于 –20℃备用。

15. 拟南芥的遗传转化

（1）农杆菌 GV3101 感受态细胞的制备。农杆菌 GV3101 感受态细胞的制备方法同第二章实验材料与方法部分。

（2）电转化农杆菌感受态细胞。将 –80℃保存的 pCHF3-*CkDREB1A*、pCHF3-*CmDREB1A*、pCanG-*CiDREB1C*-HA、pCanG-*CiDREB3*-HA 大肠杆菌菌种取出，置于冰上，进行电转化农杆菌 GV3101 感受态细胞，具体操作方法参见第二章实验材料与方法部分。

（3）浸花法侵染野生型拟南芥。

①将 –80℃保种的含有重组质粒的农杆菌菌种 GV3101 取出，挑取适量接种于含有 50 μg/mL 卡那霉素和 25 μg/mL 庆大霉素的 3 mL LB 液体培养基中，28℃，200 r/min 振荡培养 36 ～ 48 h。

②吸取 1 mL 菌液加入到含有 50 μg/mL 卡那霉素和 25 μg/mL 庆大霉素的 100 mL 的 LB 液体培养基中，28℃，200 r/min 振荡过夜培养至 OD$_{600}$ 值在 1 ～ 2，6℃，3500 r/min 离心 20 min。

③弃上清液，先加入 100 mL 1/2 MS 转化拟南芥培养基，充分悬浮菌体沉淀，再加入 100 mL 1/2 MS 转化拟南芥培养基，上下颠倒混匀。

④挑选生长 5 周大小的，健壮的野生型拟南芥幼苗，将其已开放的花序与果荚全部剪掉，将第③步准备好的侵染液转入转染盒中，将准备好的拟南芥倒置，充分浸入农杆菌悬浮液中 5 min，之后平放于盘中。

⑤覆膜 2 d，期间黑暗培养，揭膜后恢复正常生长，15 ～ 20 d 收取种子。

16. 转基因拟南芥纯合体筛选与鉴定

（1）侵染后收取的拟南芥种子为 T$_1$ 代，将 T$_1$ 代种子经过灭菌后均匀播种于含有 25 μg/mL 卡那霉素的固体 1/2 MS 培养基中，4℃春化 3 d 后放于培养室中正常条件生长，7 ～ 8 d 挑选具有卡那霉素抗性的幼苗移栽到钵子中继续生长至种子成熟，单株收取，为 T$_2$ 代。

（2）将 T$_2$ 代种子经过灭菌后均匀地播种于含有 25 μg/mL 的卡那霉素的固体 1/2 MS 培养基中，挑选分离比符合 3 : 1 的平板中的幼苗移栽到钵子中继续生长至种子成熟，单株收取，为 T$_3$ 代。

（3）提取纯合体拟南芥总 RNA，反转录合成 cDNA，将纯合体株系的 cDNA 稀释 16 倍后作为 qRT-PCR 的模板，分别以 qCkDREB1A-F 和 qCiDREB1A-R、qCiDREB1C-F 和 qCiDREB1C-R、qCiDREB3-F 和 qCiDREB3-R 为特异性引物（序列见附表），以拟南芥 AtEF1α 为内参基因，对转基因拟南芥纯合体株系进行 qRT-PCR 鉴定，结果使用 $2^{-\Delta\Delta Ct}$ 方法进行实验数据分析。

17. 转基因拟南芥形态学观察

（1）转基因拟南芥根长测量。将萌发 48 h 以内的野生型和转基因拟南芥幼苗转移到 1/2 MS 盐培养基上，正常条件下竖直生长 6 d 后拍照观察。根长统计时每个株系 40 株幼苗。实验进行 3 次独立的生物学重复。

（2）转基因拟南芥鲜重测量。将萌发 5 d 的野生型和转基因拟南芥幼苗转移到 1/2 MS 盐培养基上，正常条件下生长 9 d 后拍照观察。在测量鲜重时，每个株系选取 3 个平行，每个平行共 8 株幼苗。实验进行 3 次独立的生物学重复。

（3）转基因拟南芥叶片数量统计以及莲座叶直径测量。统计生长 3 周大小的野生型和转基因拟南芥叶片数量，每个株系 30 株幼苗，同时测量不同株系的莲座叶直径，选取拟南芥第 7 ～ 9 片莲座叶进行测量，每个株系 30 株幼苗。实验进行 3 次独立的生物学重复。

18. 转基因拟南芥的抗逆性检测

（1）转基因拟南芥的抗衰老能力检测。将野生型和转基因拟南芥种子均匀地撒在穴盘中，每孔各 70 株幼苗，4℃低温层化处理 3 d 后放置于 22℃，16 h 光照 /8 h 黑暗的温室中培养 14 d 后，放置于 22℃完全黑暗的培养箱中，分别在黑暗 7 d 和 13 d 后观察表型并检测叶绿素含量。叶绿素检测方法按照丙酮乙醇混合液法，并略作改动。植物组织取 0.2 g，提取液体积 20 mL。

离体叶片的抗衰老能力检测参照 Schwager 的方法，并略作修改。选取生长 25 d 大小的转基因和野生型拟南芥幼苗，将第 5 或第 6 片莲座叶剪下（此莲座叶较其他叶片平展，更适于植物表型实验），放于浸有适量无菌水的滤纸的培养皿中，将培养皿用锡纸包裹好，放于培养箱中 22℃暗培养 3 d，观察表型并拍照。

伊文思蓝染色及细胞死亡量检测参照刘楠的方法，并略作改动。将经过黑暗处理的离体转基因和野生型拟南芥叶片用蒸馏水洗净，浸泡于 0.25% 的伊文思蓝染色液中 24 h，取出叶片，用蒸馏水洗净，再用滤纸将叶片表面多余的水分吸干，之后放入煮沸的无水乙醇：甘油 =9 ∶ 1 的溶液中煮沸 30 min 以充分脱去叶片中的叶绿素，观察表型并拍照，随后将染色的叶片剪碎，放入 6 mL 50% 乙醇 ∶1%SDS=1 ∶ 1 的溶液中，60℃水浴 30 min 以萃取伊文思蓝，测量 OD_{600} 值即为细胞死亡量。

（2）转基因拟南芥的电解质渗漏率检测。电解质渗漏率检测参照 Sakuraba 的方法，并略作修改。在灭菌的 15 mL EP 管加入 6 mL 去离子水，之后取黑暗处理后的叶片 0.2 g，放入灭菌的 15 mL EP 管中，室温温和振荡 3 h，测量电导率（Φ），之后将 EP 管放入沸水浴中煮沸 10 min 后再次测量电导率（Φ），计算时按照公式：电解质渗漏率（%）= 煮沸前 Φ/ 煮沸后 Φ×100。

（3）转基因拟南芥干旱胁迫处理及丙二醛（MDA）含量检测。将野生型和转基因拟南芥种子于穴盘中，每孔 70 粒，4℃低温同步化处理 3 d 后放置于 22℃，16 h 光照 /8 h 黑暗的温室中培养 14 d 后，开始浇 300 mmol/L 甘露醇溶液，5 d 后再次浇甘露醇溶液，8 d 后观察表型，9 d 后第 3 次浇甘露醇溶液，12 d 后观察表型并检测叶绿素含量。丙二醛（MDA）含量检测：剪取经过 300 mmol/L 甘露醇处理 6 d 后的幼苗地上部分作为处理组样品，以未处理的生长相同时间的植株作为对照样品，每个株系取 20 株幼苗混合磨样，分装于 1.5 mL EP 管中，每管 0.1 g，检测丙二醛含量时按照样品：提取液 =1：9 的比例制成 10% 组织匀浆，进行检测。具体实验步骤见 MDA 测定试剂盒（南京建成生物工程研究所）。以上实验均进行 3 次生物学重复。

（4）转基因拟南芥冷胁迫处理。将野生型和转基因拟南芥种子均匀地撒在穴盘中，每孔 70 粒，4℃低温同步化处理 3 d 后放置于 22℃，16 h 光照 /8 h 黑暗的温室中培养 14 d 后，置于 4℃培养箱中冷驯化 2 周后再置于 –11℃冷冻处理 10 h，4℃过夜解冻后，放于正常生长条件下恢复生长 4 d，观察表型并检测叶绿素含量。以上实验均进行 3 次生物学重复。

（5）转基因拟南芥干旱处理。转基因纯合体和野生型拟南芥种子在无菌条件下灭菌，4℃春化 3d，同时种在营养土：蛭石 =1：1 土壤中，22℃ 16 h 光照 /8 h 黑暗下培养 4 周后，剪取叶片自然干燥，观察现象。剪取 4 周大的转基因纯合体和野生型拟南芥的地上部分，称取初重量，置滤纸上自然失水每隔 0.5 h 称一次重量，5 h 后计算失水量。30 株一个重复，重复 3 次。

（6）转基因拟南芥高浓度 NaCl 胁迫处理。转基因纯合体和野生型拟南芥同时种在 1/2 MS 培养基中，4℃春化 3 d，22℃光下培养 5 d 后，然后将幼苗在无菌条件下转入含 0 mM、50 mM、100 mM、150 mM、200 mM、250 mM NaCl 的 1/2MS 方平板上竖直培养，比较二者对盐胁迫的耐受性。转基因纯合体和野生型拟南芥同时种在 0 mM、50 mM、100 mM、150 mM 1/2 MS 培养基中，观察萌发率的区别。

（7）转基因拟南芥下游胁迫相关基因检测。选取正常生长 3 周大小的转基因、突变体以及野生型拟南芥幼苗叶片，提取 RNA 并反转录成 cDNA 第一链，检测各株系中 SGR1（Staygreen1）、SGR2、SGRL（SGR-Like）、SAG13（Senescence-associated gene 13）、EIL1（Ethylene-insensitive3-like 1）、NYC1（Non-yellow coloring 1）、NOL（NYC1-like）、ORE1（Oresara 1）、PAO（Pheophorbide a oxygenase）、PPH（Pheophytinase）、RCCR（Red chlorophyll catabolite reductase）等衰老相关基因的表达水平，RD29A、RD29B 及 COR15A 等干旱和冷胁迫相关基因的表达水平，胁迫相关基因引物序列参见附表，拟南芥内参基因选择 AtEF1α，计算方法采用 $2^{-\triangle\triangle Ct}$ 法计算，每个反应进行 3 个技术重复，实验进行 3 次生物学重复。

19. 瞬时表达 CiDREB1C 基因中间锦鸡儿抗逆性检测

（1）qRT–PCR 检测瞬时表达中间锦鸡儿 CiDREB1C 基因表达量变化。利用优化的瞬时表达体系对中间锦鸡儿叶片进行注射侵染，采集侵染后共培养 0 d、

2 d、3 d、4 d、5 d、6 d、7 d、8 d、9 d、12 d、15 d、18 d、21 d、24 d、27 d 的中间锦鸡儿幼苗叶片，液氮速冻，存放于 −80℃冰箱。每个时间点剪取 3 株中间锦鸡儿幼苗叶片进行混合取样。中间锦鸡儿总 RNA 提取、cDNA 第一链合成以及 qRT-PCR 实验步骤参照第二章实验材料与方法部分。

（2）瞬时表达中间锦鸡儿抗旱性检测。使用 *pCanG-CiDREB1C-HA* 表达载体，通过优化的中间锦鸡儿瞬时表达体系，将 *CiDREB1C* 基因在中间锦鸡儿中进行瞬时表达，同时将瞬时表达空载体 pCanG-HA 的中间锦鸡儿作为对照。将侵染后共培养 2 d 的中间锦鸡儿瞬时表达 *CiDREB1C* 株系与 pCanG-HA 空载体株系浇满水，24 h 后将多余的水倒出，进行干旱胁迫处理实验。其中，每种瞬时表达株系（即瞬时表达 *CiDREB1C* 株系和瞬时表达 pCanG-HA 空载体株系）各 16 株幼苗。待幼苗出现较明显的叶片变黄、萎蔫以及脱水的现象时，开始复水，统计复水 4 d 和 8 d 后各瞬时表达株系的存活率，并检测叶绿素含量。实验进行 3 次生物学重复。

（3）瞬时表达中间锦鸡儿耐盐性检测。对侵染后共培养 3 d 的中间锦鸡儿瞬时表达 *CiDREB1C* 株系和 pCanG-HA 空载体株系幼苗浇灌 250 mmol/L NaCl 溶液，24 h 后将多余的 NaCl 溶液倒出，进行高盐胁迫实验。其中，每种瞬时表达株系（即瞬时表达 *CiDREB1C* 株系和瞬时表达 pCanG-HA 空载体株系）各 16 株幼苗。处理过程中每隔 4～5 d 浇一次 NaCl 溶液，直至幼苗出现较明显的叶片变白、萎蔫现象，统计各瞬时表达株系的存活率，并统计叶绿素含量。实验进行 3 次生物学重复。

（4）瞬时表达中间锦鸡儿 ABA 胁迫处理。对侵染后共培养 3 d 的中间锦鸡儿瞬时表达 *CiDREB1C* 株系和 pCanG-HA 空载体株系的幼苗喷施 100 μmol/L ABA 水溶液（加入 0.01%Silwet L-77），进行 ABA 胁迫处理实验。其中，每种瞬时表达株系（即瞬时表达 *CiDREB1C* 株系和瞬时表达 pCanG-HA 空载体株系）各 16 株幼苗。处理过程中每天喷施 4～5 次，直至幼苗出现明显的叶片脱落或者叶卷曲现象，统计各瞬时表达株系的叶片脱落率，各株系存活率以及叶绿素含量。实验进行 3 次生物学重复。

第二节 *CkDREB1A*、*CmDREB1A* 生物信息学分析、基因克隆与功能研究

一、柠条锦鸡儿、小叶锦鸡儿总 RNA 的检测结果

取 1 μL 所提取的总 RNA 经 1.0% 琼脂糖凝胶电泳鉴定（图 4-1），28S RNA 和 18S RNA 条带清晰，亮度较大，亮度比例基本符合 2：1，表明所提的 RNA 完整性好。通过对所提取 RNA 的 OD_{260}/OD_{280} 检测分析，其值均为 2.1，柠条锦鸡儿属豆科类灌木植物，叶和根中的蛋白含量较高，经 2 次氯仿抽提，仍有部分蛋白，可用于后续试验。

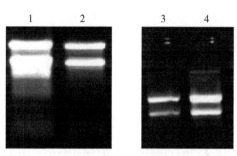

1. 柠条锦鸡儿叶片 RNA 提取结果；2. 柠条锦鸡儿根 RNA 提取结果；

3、4. 小叶锦鸡儿 RNA 提取结果。

图 4-1　柠条锦鸡儿、小叶锦鸡儿总 RNA 电泳图

二、*CkDREB1A*、*CmDREB1A* 基因部分中间片段 cDNA 的克隆、测序及序列分析

1. *CkDREB1A* 基因部分中间片段 cDNA 中间片断的克隆

图 4-2 为 *CkDREB1A*、*CmDREB1A* 中间片段 PCR 通过 1.0% 琼脂糖凝胶电泳检测 RT-PCR 产物结果，根、叶扩增条带大小为 231bp 与预期目的片段大小相吻合，但都有非特异性扩增，需要进行胶回收纯化处理才可以用于后续研究。图 4-3 为胶回收后的柠条锦鸡儿 DREB1A 中间片段转化大肠杆菌 DH5α 的阳性菌落 PCR 快速检测结果。挑选 4 个阳性克隆 37℃，220 r/min 过夜摇菌后送上海生工生物工程有限公司测序。

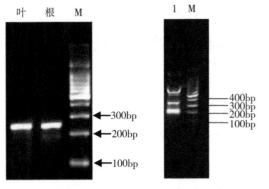

图 4-2 柠条锦鸡儿、小叶锦鸡儿中间片段 PCR 电泳图

（注：M 为 100bp DNA Ladder Marker）

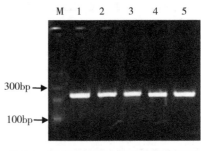

图 4-3 柠条锦鸡儿中间片段菌落 PCR

（注：M 为 100bp DNA Ladder）

2. *CkDREB1A*、*CmDREB1A* 基因部分中间片段 cDNA 的测序及序列分析结果

（1）*CkDREB1A* 基因部分中间片段 cDNA 测序结果如下（斜体字体表示引物序列对应位置）。

*AAGAAGCCAGCCGGGCGGAAGAAGTT*CAGGGAGACTCGCCACCCGGTG
TATAGGGGTGTGAGGAGGAGGAACTCTGATAAGTGGGTGTGTGAAGTAAG
GGAGCCAAACAAAAAGACCAGGATTTGGTTAGGGACTTTTCCTACGCCTG
AGATGGCAGCCCGGGCCCATGACGTGGCGGCGATGGCGCTGAAGGGCCGCT
ACGCCTGTCTC*AACTTCGCGGACTCTGCTTGG*

CkDREB1A 基因部分中间片段 cDNA 序列的测序结果相对应的氨基酸序列如下，其与拟南芥 CBF1-4 相应位置氨基酸序列的同源性分别为 88.3%、88.3%、90.9% 和 83.3%。因此推断该中间片段应为柠条锦鸡儿 *CBF* 基因中间片段。

KKPAGRKKFRETRHPVYRGVRRRNSDKWVCEVREPNKKTRIWLGTFPTP
EMAARAHDVAAMALKGRYACLNFADSAW

（2）*CmDREB1A* 基因中间片段 DNA 测序结果为（下划线字体表示引物序列对应位置）。

<u>AAGAAGCCAGCAGGGCGGAAGAAGTT</u>CAGGGAGACTCGCCACCCGGTG
TATAGGGGTGTGAGGAGGAGGAACTCTGATAAGTGGGTGTGTGAAGTAAG
GGAGCCAAACAAAAAGACCAGGATTTGGTTAGGGACTTTTCCTACGCCTG
AGATGGCAGCCCGGGCCCATGACGTGGCGGCGATGGCGCTGAAGGGCCGCT
ACGCCTGTCTC*AA<u>CTTCGCGGACTCGGCTTGG</u>*

CmDREB1A 基因中间片段 DNA 序列的测序结果相对应的氨基酸序列与拟南芥 CBF1-4 相应位置氨基酸序列的同源性分别为 88.3%、88.3%、90.9% 和 88.3%。因此推断该中间片段应为小叶锦鸡儿 *DREB1A* 基因中间片段。小叶锦鸡儿 *CBF/DREB*1 基因中间片段 DNA 序列的测序结果相对应的氨基酸序列为：KK PAGRKKFRETRHPVYRGVRRRNSDKWVCEVREPNKKTRIWLGTFPTPEMAAR AHDVAAMALKGRYACLNFADSAW

三、*CkDREB1A*、*CmDREB1A* 基因 3′ 末端 cDNA 的克隆

将 PCR 扩增 *CkDREB1A*、*CmDREB1A* 基因 3′ 末端 cDNA 片段与 pGM-T 载体连接，转化大肠杆菌 DH5α，筛选阳性克隆送上海生工生物工程有限公司测序。图 4-4 为 *CkDREB1A*、*CmDREB1A* 基因 3′RACE 电泳结果。

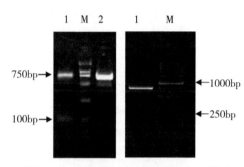

图 4-4 *CkDREB1A*、*CmDREB1A* 基因 3′RACE 电泳结果

（注：左图为 *CkDREB1A* 3′RACE 电泳结果，M 为 DNA Marker DL2000，2 为试剂盒所带对照，人的 HL603′RACE 电泳结果；右图为 *CmDREB1A* 3′RACE 电泳结果，其中 1 为 *CmDREB1A* 基因 3′RACE 电泳结果，M 为 1000bp DNA Ladder）

四、*CkDREB1A*、*CmDREB1A* 基因 5′ 末端 cDNA 扩增

将 PCR 扩增 *CkDREB1A*、*CmDREB1A* 5′ 末端 cDNA 片段与 pGM-T 载体连接，转化大肠杆菌 DH5α，筛选阳性克隆送上海生工生物工程有限公司测序。图 4-5 为 *CkDREB1A*、*CmDREB1A* 5′RACE 电泳结果。

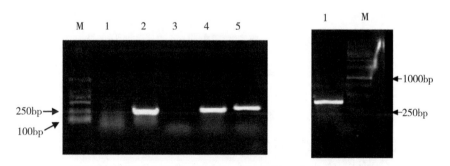

图 4-5 *CkDREB1A*、*CmDREB1A* 基因 5′RACE 电泳结果

（注：左图为 *CkDREB1A* 5′RACE 电泳结果，M 为 DNA Marker DL2000，2 为试剂盒所带对照，人的 HL605′RACE 电泳结果；右图为 *CmDREB1A* 5′RACE 电泳结果，其中 1 为 *CmDREB1A* 基因 5′RACE 电泳结果，M 为 1000bp DNA Ladder）

五、*CkDREB1A*、*CmDREB1A* 序列结构分析和功能预测

1. *CkDREB1A* 全基因序列拼接结果及推测的蛋白序列

如图 4-6 所示，通过 Vector NTI Suite 9 分析 *CkDREB1A* 基因 cDNA 的 GC 含量分析可以看出，从 5′UTR 区域到 ORF 读码框再到 3′UTR 区，GC 含量呈先上升后递减的趋势，同时，由图 4-6 可知在 ORF 区 GC 含量整体高于 UTR 区且变化不大，而在 3′UTR 区 GC 含量变化相当大，特别是 poly（A）区 GC 含量急剧下降，表示这是真核生物基因末端的加 A 区。

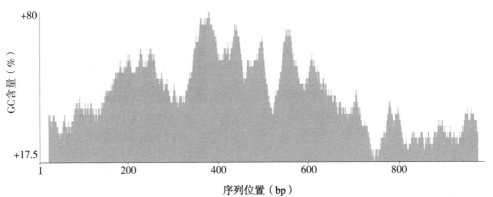

图 4-6　*CkDREB1A* GC 含量分布图

通过 Vector NTI Suite 9 将柠条锦鸡儿中间片段与 3′RACE 和 5′RACE 测序结果拼接在一起，并对其进行 ORF 分析（图 4-7）。

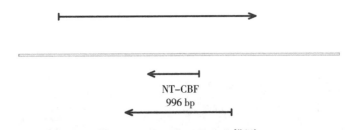

图 4-7　*CkDREB1A* ORF 推测

（注：图中绿色箭头表示推测的 ORF 框，其中，最长的 ORF 框为 588bp）

上述分析结果表明：所获得的 996bp 柠条锦鸡儿 *DREB1A* 基因包含 615bp 的开放读码框（ORF），终止密码子 TAA，124bp 的 5′UTR 和 246bp 的 3′UTR，以及 11 个 polyA 尾；在 polyA 序列和终止密码子之间有加尾信号 AATAAA。该结果与 NCBI（http：//www.ncbi.nlm.nih.gov）的 ORF finder 预测结果一致。具体序列如图 4-8。

AACACCAAAATCACTAACACACTCACAACATAACAAAGCCTATCTACTACACATATATACAAAGTTCAG

TTCCCACTTTCTTTTGCAAAACCCTTTTCCACTCAGTACTGCTTCACTTTAACAC<u>ATG</u>AACAACCACTC

TTTCTATCCACATCCCATTTCCTTGGTCACGTCAGAGGAGATGATGCTGGCTGCGAGTTACCCGAAGA

AGCGTGCAGGGAGGAAGAAGTTCAGGGAGACTCGCCACCCGGTGTATAGGGGTGTGAGGAGGAGGA

ACTCTGATAAGTGGGTGTGTGAAGTAAGGGAGCCAAACAAAAAGACCAGGATTTGGTTAGGGACTTT

TCCCACGCCTGAGATGGCTGCCCGGGCCCACGACGTGGCGGCGATGGCGCTGAAGGGCCGCTACGCC

TGTCTCAACTTTGCAGACTCGGCGTGGCGGCTCCCCATACCCGCCACCGCCAAGGTTAAGGATATACA

AAAGGCGGCCGCCCAGGCTGCCGAGGCTTTCAGACCAGACAAGACTTTTAAGACTAATGAGTGTGTC

TCGGCGGTGGCAGCGGCCACGGCCGAGGAGAAGAGTGTGTTTTTGATGGAGGAGGAAGAAGGGGCA

GTGTTGGGGATGCCAGAGCTGTTGAGGAATAAGGTGCTTATGTCCCCTACACATTGCTCAGAGTATGA

GTATGAATATGCTGACTTGGACTTTCAAGATGCTGATGTGTCACTGTGGAATTTTTCTATTT<u>AAT</u>GTGTT

TGGTTTATTTTTTTGACTTTGGATTTTAGAATGGAGAGTGTCTGTGCTGTGCTTTTTTATTAGTAGTACA

GATACTA<u>AATAAA</u>TAGGTGGAAATTGAAAAGGACTAGAAAGATTTTCTTTTGAAACTTTTAGCTATGTG

AAAGTAATCAGGCATAAAGTGCATTCTTTTCTATTTGTATATGAAAGAGGAATGAAGAATCTGATTTTG

GAATGTCAACGAGGAAAGCAATAGAGGATAAG**AAAAAAAAAAAA**

图 4-8 *CkDREB1A* 基因核苷酸序列
（注：下划线字体表示起始和终止密码子，浪线字体表示加尾信号）

根据 cDNA 序列最长 ORF 框分析结果，利用 Vector NTI Suite 9 翻译得到下列推测蛋白（图 4-9）。

MNNHSFYPHPISLVTSEEMMLAASYPKKRAGRKKFRETRHPVYRGVRRRNSDKWVCEVREPNKKTRIW

LGTFPTPEMAARAHDVAAMALKGRYACLNFADSAWRLPIPATAKVKDIQKAAAQAAEAFRPDKTFKTNE

CVSAVAAATAEEKSVFLMEEEEGAVLGMPELLRNKVLMSPTHCSEYEYEYADLDFQDADVSLWNFSI

图 4-9 推测得到的 *CkDREB1A* 基因氨基酸序列

2. *CmDREB1A* 全基因序列拼接结果及推测的蛋白序列

研究表明，DREB1A 转录因子不含内含子，并且分别以基因组 DNA 及 cDNA 为模板克隆得到的 DREB1A 转录因子序列也证实了这一点。通过 Vector NTI Suit 9 对 *CmDREB1A* 转录因子 cDNA 全序列分析得，*CmDREB1A* 转录因子基因全长为 1022bp，包括 615bp 的开放阅读框（ORF），起始密码子 ATG，终止密码子 TAA，128bp 的 5′UTR 和 279bp 的 3′UTR，以及加尾信号 AATAAA 及 poly（A）12（图 4-10）。

GAAAAACACCAAAATCACTAACACACTCACAACATAACAAAGCCTATCTACTACACATATATACAAAGT

TCAGTTCCCACTTTCTTTTGCAAAACCCTTTTCCACTCAGTACTGCTTCACTTTAACACATGAACAACC

ACTCTTTCTATCCACATCCCATTTCCTTGGTCACGTCAGAGGAGATGATGCTGGCTGCGAGTTACCCGA

AGAAGCGTGCAGGGAGGAAGAAGTTCAGGGAGACTCGCCACCCGGTGTATAGGGGTGTGAGGAGGA

GGAACTCTGATAAGTGGGTGTGTGAAGTAAGGGAGCCAAACAAAAAGACCAGGATTTGGTTAGGGAC

TTTTCCTACGCCTGAGATGGCAGCCCGGGCCCATGACGTGGCGGCGATGGCGCTGAAGGGCCGCTACG

CCTGTCTCAACTTTGCAGACTCGGCGTGGCGGCTCCCCATACCCGCCACCGCCGAGGCTAAGGATATA

CAAAAGGCGGCCGCACAGGCTGCCGAGGCTTTCAGACCAGACAAGACTTTTAAGACTAATGAGAGTG

TCTCGGCGGTGGCAGCGGCCACGGCCGAGGAGAAGAGTGTGTTTTTGATGGAGGAGGAAGAAGAGG

CAGTGTTGGGGGTGCCAGAGCTGTTGAGGAATAAGGTGCTTATGTCCCCTACACATTGCTCAGAGTATG

AGTATGAATATGCTGACTTGGACTTTCAAGATGCTGATGTGTCACTGTGGAGTTTTTCTATTTAATGTGT

TTGGTTTATTTTTTTGACTTTGGATTTTAGAATGGAGAGTGTCTGTGCTGTGCTTTTTTATTAGTAGTACA

GATACTAATTATATAGGTGGAAATTGAAAAGGACTAGAAAGATTTTCTTTTGAAACTTTTAGCTATGTGA

AAGTAATCAGGCATAAAGTGCATTCTTTTCTATTTGTATATGAAAGAGGAATGAAGAATCTGATTTTGGA

ATGTCAATGAGGAAAGCAATAAAGGATAAGAATATACTTTTTTCATGTTGCAAAAAAAAAAAA

图 4-10 *CmDREB1A* 基因 cDNA 的核苷酸全序列及推导的氨基酸序列

根据 cDNA 序列最长 ORF 框分析结果，利用 Vector NTI Suite 9 翻译得到下列推测蛋白（图 4-11）。

MNNHSFYPHPISLVTSEEMMLAASYPKKRAGRKKFRETRHPVYRGVRRRNSDKWVCEVREPNKKTRIW

LGTFPTPEMAARAHDVAAMALKGRYACLNFADSAWRLPIPATAEAKDIQKAAAQAAEAFRPDKTFKTNES

VSAVAAATAEEKSVFLMEEEEEAVLGVPELLRNKVLMSPTHCSEYEYEYADLDFQDADVSLWSFSI*

图 4-11 *CmDREB1A* 基因推导的氨基酸序列
（注：* 表示终止密码）

3. CkDREB1A 蛋白序列分析

使用 Vector NTI Suite 9 和 ProtParam 对 CkDREB1A 蛋白的理化性质进行分析：*CkDREB1* 基因所编码蛋白质的分子量为 23177.79 Da，理论等电点为 8.62。其由 204 个氨基酸残基组成，具体氨基酸组成详见表 4-3。且该蛋白 N 端区域富含精氨酸（Arg, R）和赖氨酸（Lys, K），C 端部分酸性氨基酸（Asp, D；Glu, E）含量较高，这可能和各部分在激活转录过程中的功能相关。

表 4-3 CkDREB1A 蛋白氨基酸组成

氨基酸种类	数量	占比（%）	出现频率（%）
带电的（RKHYCDE）	73	41.66	35.78
酸性的（DE）	27	14.33	13.24
碱性的（KR）	30	17.91	14.71
极性的（NCQSTY）	44	21.24	21.57
非极性的（AILFWV）	72	32.35	35.29
Ala（A）	28	9.30	13.73
Cys（C）	4	1.81	1.96
Asp（D）	9	4.46	4.41
Glu（E）	18	9.87	8.82
Phe（F）	9	5.54	4.41
Gly（G）	6	1.68	2.94
His（H）	5	2.89	2.45
Ile（I）	5	2.44	2.45
Lys（K）	15	8.17	7.35
Leu（L）	13	6.35	6.37
Met（M）	8	4.45	3.92
Asn（N）	8	3.94	3.92
Pro（P）	12	5.15	5.88
Gln（Q）	3	1.63	1.47
Arg（R）	15	9.74	7.35
Ser（S）	12	4.70	5.88
Thr（T）	10	4.44	4.90
Val（V）	13	5.68	6.37
Trp（W）	4	3.04	1.96
Tyr（Y）	7	4.72	3.43
Asx（B）	17	8.40	8.33
Glx（Z）	21	11.50	10.29
Xxx（X）	0	0.00	0.00

用 TMpred 软件（http://www.ch.embnet.org/software/TMPRED_form.html）在线分析 CkDREB1A 蛋白质序列的跨膜结构域（图 4-12），从 6 ～ 26 个氨基酸残基处存在由内到外的跨膜螺旋（第 21 氨基酸残基处的 Leu 分值最高），但仅当分布曲线分值大于 500 时的跨膜区域是重要区域。由图 4-12 可知，可判定此蛋白没有极重要跨膜区域。

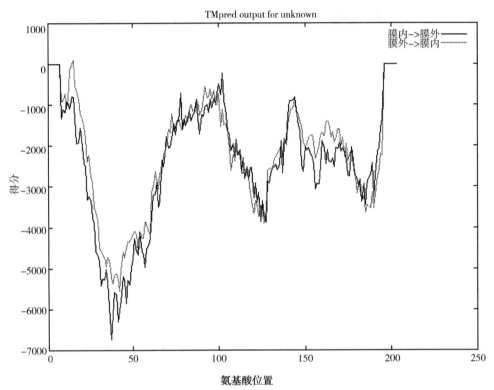

图 4-12　CkDREB1A 推测蛋白质序列的跨膜结构域分析

通过在线分析软件（http://www.cbs.dtu.dk/services/SignalP）进行 CkDREB1A 蛋白质序列的信号肽分析（图 4-13），隐马尔科夫模型分析结果为：该蛋白是非分泌蛋白，最大可能裂解位点为 22 ～ 23 位，裂解概率为 0.001%，信号肽的可能性为 0.000%，所以此蛋白没有信号肽（图 4-13）。该分析结果与使用 Expasy 的 Post-translational modification prediction 工具分析的结果一样。

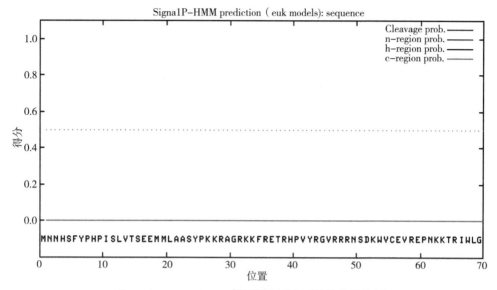

图 4-13　CkDREB1A 推测蛋白质序列的信号肽分析

利用 PROSITE 数据库（http：//www.expasy.org/prosite）Pafm（http：//www. sanger. ac.uk/Software/Pfam）在线工具分析 CkDREB1A 推测蛋白质的功能位点，发现其 40 ～ 101 位氨基酸残基属于 AP2 结构域。下方蛋白序列红色标记字母，该结果与 NCBI 的保守结构域（Conserved domains）的分析结果一致。

（204 aa）

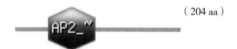

MNNHSFYPHP ISLVTSEEMM LAASYPKKRA GRKKFRETRH PVYRGVRRRN
SDKWVCEVRE PNKKTRIWLG TFPTPEMAAR AHDVAAMALK GRYACLNFAD
SAWRLPIPAT AKVKDIQKAA AQAAEAFRPD KTFKTNECVS AVAAATAEEK
SVFLMEEEEG AVLGMPELLR NKVLMSPTHC SEYEYEYADL DFQDADVSLW
NFSI

图 4-14　CkDREB1A 推测蛋白质序列的功能域分析

使用 Expasy 的 Motif Scan 在线工具在 CkDREB1A 蛋白中还发现了除 AP2 结构域以外的其他一些可能的功能位点（表 4-4）。

表 4-4　CkDREB1A 中的功能位点

起始氨基酸位置	终止氨基酸位置	功能域名称
30	33	酰胺化位点（AMIDATION）
3	6	糖基化位点（ASN_GLYCOSYLATION）
201	204	
48	51	依赖于 cAMP 和 cGMP 的蛋白激酶结合位点（CAMP_PHOSPHO_SITE）
15	18	酪蛋白激酶Ⅱ磷酸化位点（CK2_PHOSPHO_SITE）
146	149	
181	184	
160	165	N- 豆蔻酰化位点（MYRISTYL）
51	53	蛋白激酶 C 磷酸化位点（PKC_PHOSPHO_SITE）
110	112	
132	134	
78	147	丙氨酸富集区域（ALA_RICH）
33	48	核定位信号区（NLS_BP）
32	49	

通过工具 PSORT（http：//www.psort.org）预测 CkDREB1A 的亚细胞定位。该蛋白在细胞核中的分值最高为 0.94，可认为其定位于细胞核中，该分析结果与其他物种中 CBF/DREB 亚细胞定位试验结果相同。具体分析结果如下。

nucleus --- Certainty= 0.940（Affirmative）< succ>

mitochondrial matrix space --- Certainty= 0.100（Affirmative）< succ>

microbody（peroxisome）--- Certainty= 0.040（Affirmative）< succ>

endoplasmic reticulum（membrane）--- Certainty= 0.000（Not Clear）< succ>

疏水性一方面可以为二级结构预测结果提供参考，另一方面还可以为结构域和功能域的划分提供依据。用 ProtScale（http：//www.expasy.org/cgi-bin/protscale.pl）计算蛋白质的疏水性图谱，按照 Kyte 和 Doolittle 的方法，氨基酸序列进行疏水性分析（图 4-15），预测结果显示最小值为 -2.878，最大值 1.844。其中在 N 端 9～23 区域和 81～92 区域的氨基酸都表现出较为强烈的疏水性，这和已知物种 CBF 基因推测的两个 α 螺旋所在区域相近。此外，该蛋白在 138～145 区域内也表现出了较强的疏水性，此区域位于蛋白的酸性氨基酸区域内，可能与该蛋白的催化活性相关。

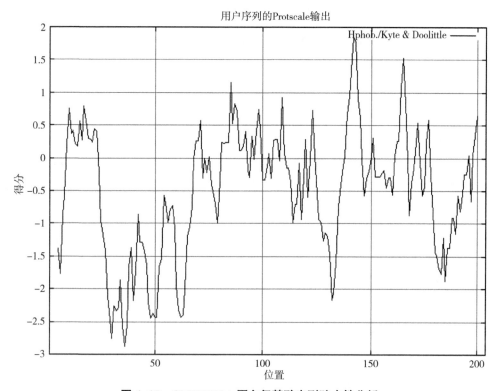

用户序列的Protscale输出

Hphob./Kyte & Doolittle ——

位置

图 4-15　CkDREB1A 蛋白氨基酸序列疏水性分析

通过 GOR4 方法对 CkDREB1A 进行二级结构分析，该蛋白二级结构中无规卷曲占 44.12%，α 螺旋占 37.25%，β 折叠占 18.63%。具体分析结果如彩图 4-1 所示。

用 Expasy 中的 SWISS-MODEL 工具（http：// swissmodel.expasy.org）根据同源建模方法预测 CkDREB1A 的三维结构。如图 4-16 所示，在 AP2 区域具有一个 α-螺旋和三个 β-折叠结构，符合典型的 DREB 基因三级结构特点。

将 CkDREB1A 蛋白及其 AP2 区域分别与十字花科的拟南芥的 AtCBF1-4；茄科的番茄 LeCBF1-3；豆科的 *Medicago truncatula* 的 MtCBF1-3，大豆的 GmCBF 和劳豆的 GsCBF 的蛋白序列和 AP2 区域进行比对，结果详见表 4-5。不同植物来源的 CBF 蛋白，在蛋白整体序列上的同源性远低于它们在 AP2 结构域上的同源性。这一方面说明 AP2 结构域在物种中的保守

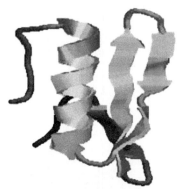

图 4-16　CkDREB1A 蛋白同源建模得出的三级结构

性，另一方面说明上述差异可能是物种差异造成的。

表 4-5　不同植物 CBF/DREB 蛋白和 AP2 区域的保守性和同一性　　单位：%

蛋白比对	总体蛋白保守性	总体蛋白同一性	AP2 区域保守性	AP2 区域同一性
NT-CBF/AtCBF1	54.9	49.8	92.2	88.3
NT-CBF/AtCBF2	55.5	49.1	93.5	88.3
NT-CBF/AtCBF3	56.9	49.5	94.8	90.9
NT-CBF/AtCBF4	57.3	49.8	93.5	88.3
NT-CBF/LeCBF1	63.0	50.5	96.1	88.3
NT-CBF/LeCBF2	60.7	50.4	94.8	89.6
NT-CBF/LeCBF3	63.2	52.4	96.1	92.2
NT-CBF/MtCBF1	49.1	39.8	71.2	64.4
NT-CBF/MtCBF2	69.0	62.5	93.4	86.9
NT-CBF/MtCBF3	66.8	61.6	87.7	81.5
NT-CBF/GmCBF	72.3	68.9	100	98.3
NT-CBF/GsCBF	72.3	68.5	100	98.3

使用 Vector NTI Suite 9 软件对已知 CBF 蛋白做出进化树，从而获得 CBF/DREB 在进化上的分类地位。如图 4-17 所示，CkDREB1A 与其他豆科植物的 CBF/DREB 被聚类在一起（图中显示为 Nt-CBF）。

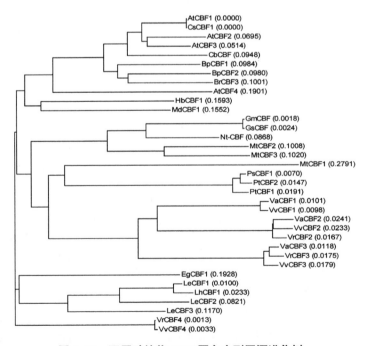

图 4-17　双子叶植物 CBF 蛋白序列同源进化树

4. CmDREB1A 蛋白序列分析

CmDREB1A 有 204 个氨基酸，与野生大豆、大豆和截形苜蓿的 CBF/DREB1 同源性较高。将 CmDREB1A 蛋白氨基酸序列与典型植物的 CBF/DREB1 蛋白氨基酸序列进行比对，发现 CmDREB1A 蛋白具有 AP2 结构域，且 AP2 域的两端拥有 CBF 家族特有的 PKK/RPAGRxKFxETRHP 和 DSAWR 短多肽序列，确认属于 CBF 家族。不同物种间 *CBF* 基因氨基酸序列同源比对如图 4-18（CmDREB1A 在图中显示为 CmCBF）。

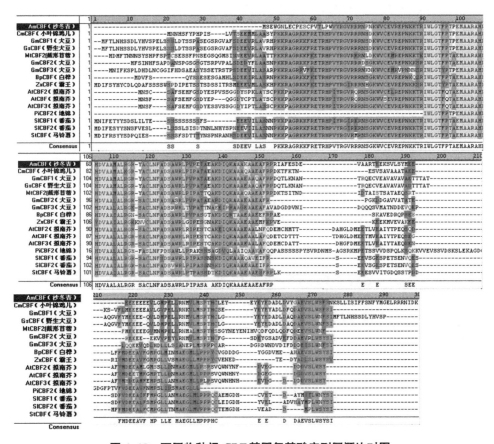

图 4-18　不同物种间 *CBF* 基因氨基酸序列同源比对图

图 4-18 表明，因为沙冬青和小叶锦鸡儿是豆科植物，所以 CBF/DREB1 蛋白序列与同属豆科的野生大豆、大豆、截形苜蓿和紫花苜蓿的亲缘关系较近，这说明豆科植物的 CBF 蛋白间保守性较强。

六、*CkDREB1A* 在不同胁迫条件下的表达模式分析

为了分析 *CkDREB1A* 基因在转录水平与一些不同非生物胁迫因子的关系，对柠条锦鸡儿四周大的幼苗分别进行了干旱（室内脱水）、高盐（200 mM NaCl）、低温（0℃）和 ABA（200 μM ABA）处理，在不同处理时间点收取地上部幼苗，提取叶片总 RNA，以克隆的全长基因为探针，进行 Northern 杂交。

结果表明，*CkDREB1A* 基因在正常情况下不表达，转录水平明显受低温诱导，冷处理 2 h 后出现杂交信号，随着处理时间的延长，表达量迅速增加，到 8 h 达到最大值，并持续到 16 h 后表达水平开始逐渐降低（图 4-19A）。*CkDREB1A* 基因受干旱胁迫诱导表达迅速且微弱，在 0.5 h 表达量达到最高，随后表达水平逐渐降低，到 6 h 基本恢复到原来的表达水平（图 4-19B）。在 ABA 处理下，*CkDREB1A* 基因的转录表达微弱，仅在 0.5 h 有微弱表达（图 4-19C）。但是 NaCl 处理下，*CkDREB1A* 基因的转录表达基本上没有变化（图 4-19D）。

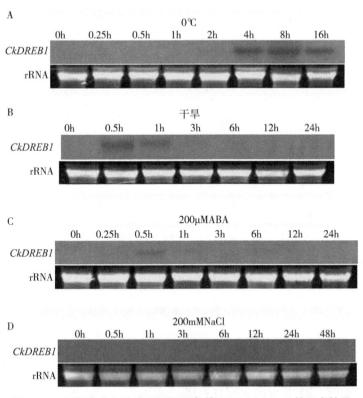

图 4-19　不同非生物胁迫因子处理条件下 *CkDREB1A* 基因在转录水平的表达模式分析

七、*CkDREB1A* 植物表达载体的构建

将连接入克隆载体 pGM–T 的 *CkDREB1A* 序列进行公司测序，经测序最终得到 3 个版本的 *CkDREB1A* 序列，使用 Vector NTI Suite 9 对 3 个版本 *CkDREB1A* 基因进行蛋白序列比对，结果发现，有 4 个氨基酸位点存在差异且均不在 AP2 结构域上。AP2 结构域第 14 个氨基酸位点为保守的缬氨酸（V），第 19 位为谷氨酸（E），并具有冷诱导的 DREB1 亚家族成员一般都有的 PKK/RPAGRxK FxETRHP 保守序列和 DSAWR 保守序列，如图 4–20。

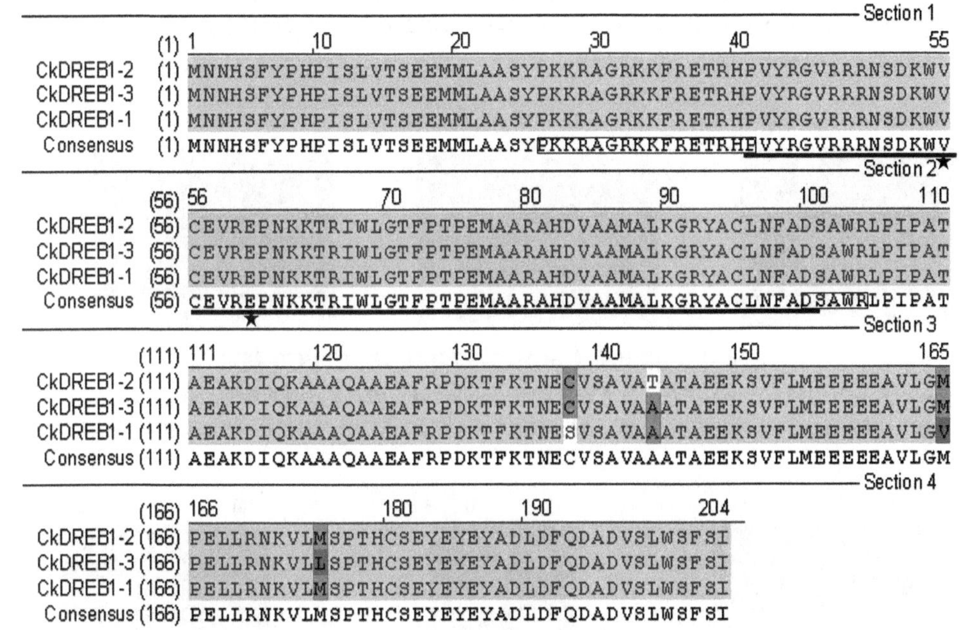

图 4–20 *CkDREB1A* 基因编码的氨基酸序列

［注：图中方框区该类基因的标签序列 "PKRRAGRIKLQETRHP" "DSAWR"；
下划线代表 AP2 结构域；★代表保守的氨基酸位点缬氨酸（V）谷氨酸（E）］

用 *Kpn* I 和 *BamH* I 双酶切质粒 pGM–T–*CkDREB1A*-1、pGM–T–*CkDREB1A*-2、pGM–T–*CkDREB1A*-3 和载体 pCHF3，结果如图 4–21 所示。酶切产物连接后，将重组质粒 pCHF3–*CkDREB1A*-1、pCHF3–*CkDREB1A*-2、pCHF3–*CkDREB1A*-3 转化大肠杆菌 DH5α，随后进行菌落 PCR 鉴定（图 4–22）；提取阳性克隆质粒，并且进行相应位点的双酶切及 0.8% 琼脂糖凝胶电泳，结果如图 4–23，PCR 产物和酶切产物的目的条带与预期的结果一致。

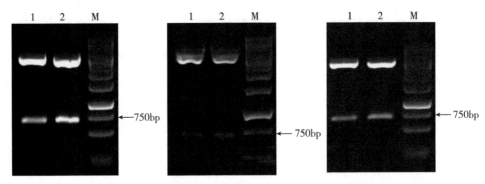

图 4-21　重组质粒 pGM-T-*CkDREB1A* 的酶切鉴定

（注：M 为 1kp DNA Marker；左图 1、2 为 pGM-T-*CkDREB1A*-1 载体双酶切电泳图；中图 1、2 为
pGM-T-*CkDREB1A*-2 载体双酶切电泳图、右图 1、2 为 pGM-T-*CkDREB1A*-3 载体双酶切电泳图）

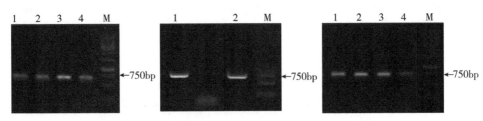

图 4-22　重组质粒 pCHF3-*CkDREB1A* 的 PCR 鉴定

（注：M 为 1kp DNA Marker；左图 1～4 为 pCHF3-*CkDREB1A*-1 的 PCR 扩增得到的产物；中图 1～2 为
pCHF3-*CkDREB1A*-2 的 PCR 扩增得到的产物；右图 1～4 为 pCHF3-*CkDREB1A*-3 的 PCR 扩增得到的产物）

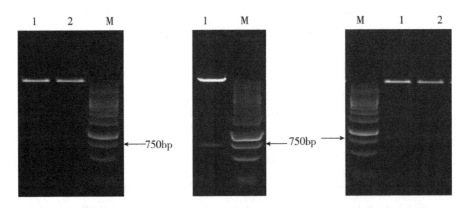

图 4-23　重组质粒 pCHF3-*CkDREB1A*-1、pCHF3-*CkDREB1A*-2、pCHF3-
***CkDREB1A*-3 的酶切鉴定**

（注：M 为 1kp DNA Marker；左图为 pCHF3-*CkDREB1A*-1 载体双酶切电泳图；中图为 pCHF3-
CkDREB1A-2 载体双酶切电泳图；右图为 pCHF3-*CkDREB1A*-3 载体双酶切电泳图）

八、*CkDREB1A* 重组质粒转化农杆菌

利用电击法进行农杆菌，挑取单克隆，接种于抗性液体培养基中培养，收集农杆菌菌体进行菌落 PCR 检测，结果如 4-24 所示，由图可知表达载体 pCHF3-*CkDREB1A*-1、pCHF3-*CkDREB1A*-2 和 pCHF3-*CkDREB1A*-3 已经成功转入农杆菌 GV3101 中。

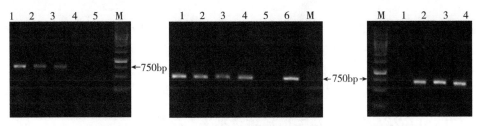

图 4-24　pCHF3-*CkDREB1A*-1、pCHF3-*CkDREB1A*-2 和 pCHF3-*CkDREB1A*-3 载体导入农杆菌的 PCR 鉴定

（注：M 为 1kb DNA Marker；左图 1～5 为 pCHF3-*CkDREB1A*-1 的 PCR 扩增得到的产物；中图 1～6 为 pCHF3-*CkDREB1A*-2 的 PCR 扩增得到的产物；右图 1～4 为 pCHF3-*CkDREB1A*-3 的 PCR 扩增得到的产物）

九、*CkDREB1A* 转基因植株的筛选

重组质粒 pCHF3-*CkDREB1A*-1、pCHF3-*CkDREB1A*-2 和 pCHF3-*CkDREB1A*-3 经农杆菌介导转入野生型 Col-0 拟南芥中，收获 T_1 代种子。T_1 代种子经 25 μg/mL 卡那霉素筛选得到 T_1 代阳性植株，如图 4-25A。将这些植株转至蛭石中培养，成熟后单株收取 T_2 代种子；将 T_2 代种子种在含 25 μg/mL 卡那霉素的培养基上继续筛选，选择绿苗：白苗为 3:1 的株系，将绿苗移至蛭石上培养，单株收取 T_3 代种子，如图 4-25B；T_3 代种子按单株在选择培养基上筛选，不再分离的即为纯合体，如图 4-25C。*CkDREB1A*-1、*CkDREB1A*-2、*CkDREB1A*-3 转基因株系均已筛选得到纯合体的种子。

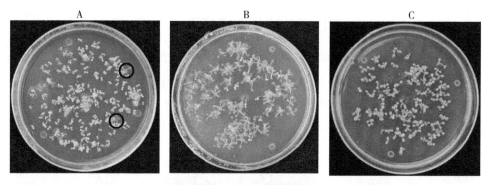

A. T₁ 代转基因植株筛选的平板，圆圈所指为获得的 T₁ 代植株；
B. T₂ 代转基因植株筛选的平板；C. T₃ 代转基因植株筛选的平板。

图 4-25 抗性培养基筛选转基因植株

十、*CkDREB1A* 转基因植株转录水平的检测

1. 拟南芥总 RNA 的提取

提取转基因植株总 RNA 后，在 1% 琼脂糖凝胶上电泳约 15 min，如图 4-26 所示，可以看出 RNA 无降解。

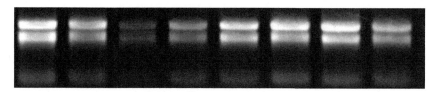

图 4-26 转基因纯合体植株总 RNA 琼脂糖凝胶电泳分析

2. 转基因纯合体 T₃ 代植株 qRT-PCR 检测

为了检测转基因拟南芥的 *CkDREB1A* 基因能否在转录水平表达，我们分别以转基因株系的 cDNA 为模板，进行 RT-PCR 鉴定。鉴定结果表明，T₃ 代转基因拟南芥的 *CkDREB1A* 基因均能在转录水平表达，如图 4-27。

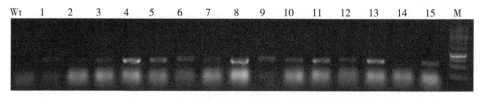

图 4-27 T₃ 代转基因拟南芥的 RT-PCR 分析

（注：以野生型为对照，图中 1 ~ 15 分别为 *CkDREB1A*-1-2-5、*CkDREB1A*-1-10-5、*CkDREB1A*-1-17-7、*CkDREB1A*-1-28-4、*CkDREB1A*-1-32-3、*CkDREB1A*-1-47-4、*CkDREB1A*-2-18-8、*CkDREB1A*-2-20-4、*CkDREB1A*-2-37-3、*CkDREB1A*-2-40-9、*CkDREB1A*-2-48-4、*CkDREB1A*-4-6-13、*CkDREB1A*-4-10-7、*CKDREB1A*-4-15-12、*CKDREB1A*-4-22-6）

3. 转基因纯合体植株目标基因 Northern blot 检测

通过 Northern blot 杂交检测，转基因拟南芥的 *CkDREB1A* 在转录水平的表达量结果如图 4–28。*CkDREB1A*–2–20–4、*CkDREB1A*–2–48–4 mRNA 的表达量较高，*CkDREB1A*–2–18–8 和 *CkDREB1A*–2–37–3 mRNA 的表达量中等；其余的 mRNA 的表达量较低。

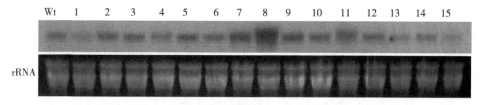

图 4–28 *CkDREB1A* 转基因纯合体中 *CkDREB1A* 基因的表达水平
（注：以野生型为对照，图中 1～15 分别为 *CkDREB1A*–1–2–5、*CkDREB1A*–1–10–5、*CkDREB1A*–1–17–7、*CkDREB1A*–1–28–4、*CkDREB1A*–1–32–3、*CkDREB1A*–1–47–4、*CkDREB1A*–2–18–8、*CkDREB1A*–2–20–4、CKDEB1A–2–37–3、*CkDREB1A*–2–40–9、*CkDREB1A*–2–48–4、*CkDREB1A*–4–6–13、*CkDREB1A*–4–10–7、*CkDREB1A*–4–15–12、*CkDREB1A*–4–22–6）

十一、过表达 *CkDREB1A* 纯合体在非生物胁迫下的表型分析

1. 低温胁迫后转基因纯合体的生长情况

许多植物经非冷害（0℃以上）低温处理后，其抗冷性会增强，这就是所谓的冷驯化现象。在冷驯化的过程中机体内部的生理特性、生物化学特性发生改变，包括抗氧化机制的活化和抗冻保护剂的合成及积累，从而保护细胞膜的完整性来达到抗低温的效果。前人的研究表明，*CBF/DREB* 基因过表达能够增强植物的抗冻能力，因此，我们对 *CkDREB1A* 转基因纯合体植株进行低温胁迫处理，处理方式分为不经过冷驯化的处理和经过 4℃冷驯化后的低温处理。

首先，我们采用不经过冷驯化的方式检测转基因植株的耐冷性。将 2 周苗龄的野生型拟南芥和转基因纯合体在 –11℃低温培养箱处理 2 h，再转移到 4℃培养箱黑暗培养 12 h，然后在 22℃、16 h 光照/8 h 黑暗的植物培养室内恢复培养 3 d。观察野生型拟南芥和转基因纯合体对低温的耐受能力，并对其进行成活率统计。结果表明，*CkDREB1A* 基因的导入增强了拟南芥抗低温的能力（彩图 4–2），转基因的存活率分别是 45.3% 和 36.5%，而野生型的存活率只有 15.6%（图 4–29）。

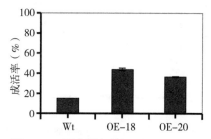

图 4–29 野生型和转 *CkDREB1A* 纯合体低温胁迫后的成活率统计

随后，我们采用冷驯化的方式检测转基因植株的抗冻性，转基因纯合体种子和野生型拟南芥种子同时 4℃ 春化 3 d，在 1/2 MS 培养基上萌发生长 2 周，4℃ 冷驯化 6 d 后，置于 –16℃ 冰箱中冷冻处理 2 h，将其转移到新鲜 1/2 MS 培养基中，22℃、16 h 光照 /8 h 黑暗下进行抗性恢复生长，观察现象。结果表明，2 h 的冷冻处理后，无论是野生型还是转基因拟南芥都被严重冻伤，整个植株几乎不能直立，叶色黑绿，呈水浸状。在温室中恢复培养 48 h 后，野生型拟南芥叶片发白萎蔫，而大多数转基因拟南芥株系植株恢复正常生长，小苗的颜色呈绿色，叶片萎蔫程度轻于野生型（彩图 4-3）：说明 *CkDREB1* 基因的过量表达启动了某些抗冻基因的表达，从而提高转基因植株的抗冻性。

最后，我们采用冷驯化的方式对转基因纯合体和野生型拟南芥种子进行了极限抗冷性的检测。将 4℃ 冷驯化处理 6 d 后的野生型拟南芥和过表达纯合体植株置于 –20℃ 冰箱中分别冷冻处理 1 h、1.5 h、2 h 后，转移到新鲜 1/2 MS 培养基中恢复生长，48 h 内观察表型。结果显示，*CkDREB1A* 基因过表达株系在 –20℃ 冷冻 1 h，恢复生长后与野生型没有明显差异（彩图 4-4A）；冷冻 2 h 后则不能恢复生长（彩图 4-4C）；而冷冻 1.5 h，野生型叶片变白（彩图 4-4B），3 个过表达株系均恢复正常生长。结果表明，*CkDREB1A* 基因过表达提高了转基因植株在一定条件下的抗冻特性。

2. 干旱处理 *CkDREB1A* 过表达纯合体的表型分析

转基因纯合体和野生型拟南芥种子在无菌条件下灭菌，4℃ 春化 3 d，同时种在营养土与蛭石等比例的土壤中，22℃、16 h 光照 /8 h 黑暗下培养 4 周后，剪取叶片自然干燥 18 h，观察现象。结果表明，野生型比 *CkDREB1A-2-20-4*、*CkDREB 1A-2-48-4* 更加萎蔫，表明野生型比转基因植株失水更快，如彩图 4-5 所示。

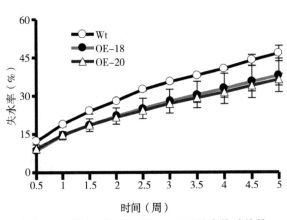

图 4-30　野生型和转 *CkDREB1A* 纯合体叶片的失水率统计

剪取 4 周大的转基因纯合体和野生型拟南芥的地上部分，称取初重量，置滤纸上自然失水每隔 0.5 h 称一次重量，5 h 后计算失水量。结果表明，转基因拟南芥单位时间内的失水量比野生型少，说明 *CkDREB1A* 基因的导入，增加了拟南芥叶片的持水能力，如图 4-30。

为了进一步检测转基因株系的抗旱能力，对 4 周苗龄的拟南芥植株进行土壤干旱处理。在干旱前 1 d 对植株充分浇水，22℃、16 h 光照 /8 h 黑暗的植物培养室内干旱 14 d，复水 48 h 后观察野生型和纯合体植株对干旱的耐受能力，并对其进行成活率统计。结果表明，干旱 14 d 后，两个转基因株系的萎蔫程度均比野生型轻微（彩图 4-6）；复水 2 d 后，野生型大部分枯死（存活率为 45%），而两个转基因株系的成活率分别达到 85%（OE-18）和 65%（OE-20）（图 4-31）。表明 *CkDREB1A* 过表达不仅增强了拟南芥叶片的持水能力，同时也增强了抗土壤水分胁迫的能力。

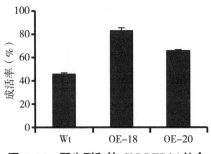

图 4-31 野生型和转 *CkDREB1A* 纯合体干旱胁迫后的成活率统计

3. NaCl 处理 *CkDREB1A* 过表达纯合体的表型分析

已有的报道表明 *DREB* 转基因植物往往具有抗高盐的特性，为了揭示 *CkDREB1A* 基因的功能，本研究对转基因纯合体进行了高盐胁迫处理将拟南芥种子在 1/2 MS 固体培养基培养 4 d，移栽到含 NaCl 浓度为 0 mmol/L、100 mmol/L、150 mmol/L、200 mmol/L、250 mmol/L 的平板上培养 2 d，对其相对根长进行统计，结果如图 4-32 所示。同时，对 4 周苗龄的拟南芥植株进行土壤盐胁迫处理，在处理前 3 d 对植株充分浇水，第一次浇盐水（NaCl）浓度为 100 mmol/L，4 d 后将 NaCl 浓度提高到 200 mmol/L，胁迫处理 4 d 后将 NaCl 浓度提高到 300 mmol/L，22℃、16 h 光照 /8 h 黑暗的植物培养室内处理 6 d，观察野生型和纯合体植株对高盐的耐受情况（彩图 4-7）。结果表明，无论根长统计还是土壤里盐胁迫的结果均显示转基因株系对高盐胁迫的反应与野生型相似，也就表明 *CkDREB1A* 基因与盐胁迫信号途径无关。

4. ABA 处理 *CkDREB1A* 过表达纯合体的表型分析

岳荣曾经分析了 *CkDREB1A* 基因在转录水平与非生物胁迫因子的关系，200 μmol/L ABA 处理，在不同处理时间点收取地上部幼苗，提取叶片总 RNA，以克隆的全长基因为探针，进行 Northern 杂交，

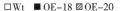
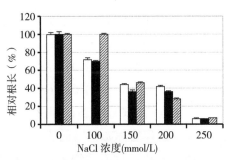

图 4-32 野生型、转 *CkDREB1A* 纯合体在 NaCl 处理后的相对根长

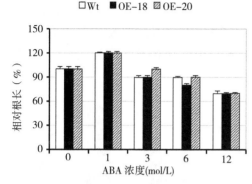

图 4-33 野生型、转 CkDREB1A 纯合体在 ABA 处理后的相对根长

结果表明在 ABA 处理下，*CkDREB1A* 基因的转录表达微弱，仅在 0.5 h 有微弱表达。基于此，我们对转基因纯合体进行了外源施加 ABA 的处理将拟南芥种子在 1/2 MS 固体培养基培养 4 d，移栽到含 ABA 浓度为 0 μmol/L、1 μmol/L、3 μmol/L、6 μmol/L、12 μmol/L 的平板上培养 5 d，量取根长，并对其相对根长进行统计。如图 4-33 所示，实验结果表明野生型和转基因纯合体在 ABA 处理下的相对根长没有明显区别，因此我们初步得出结论，*CkDREB1A* 介导的抗冻信号途径不依赖于 ABA。

5. 热激处理 *CkDREB1A* 过表达纯合体的表型分析

高温一般是指超出最适温度的大气温度的极值，一般认为，超出植物生长最适温度的高温胁迫（Heat shock）会破坏细胞膜的选择性透性、降低一些热敏感酶的活性，打破包括蛋白质和碳水化合物在内的物质代谢平衡，最终造成生长迟缓或停止，直至死亡。既然 *CkDREB1A* 基因的过量表达后能够提高植株的抗低温和抗干旱能力，我们设想是否转基因纯合体也具备一定的耐热性？通过对野生型拟南芥和转基因纯合体在热激处理下的比较，表型上没有观察到明显的变化，初步得出结论，*CkDREB1A* 转基因纯合体对热不响应（彩图 4-8）。

6. *CkDREB1A* 转基因纯合体中干旱和冷响应标记基因的表达检测

植物在感知外界环境刺激后，细胞会通过第一信使的作用将这种信号向下传递，细胞核内的转录因子在接受到信号后与相关的顺式作用元件相结合，启动这些与干旱、低温、高盐相关的标记基因表达，从而调节植物体内一系列生理生化的变化。已有研究报道，拟南芥中的 *DREB/CBF* 转录因子家族可以特异性地识别并结合 DRE/CRT 顺式作用元件，调控 *RD29A*、*RD29B*、*KIN1*、*KIN2*、*COR15A* 和 *COR6.6* 等多种下游基因（启动子区域含有 DRE/CRT 顺式作用元件）的表达。为了初步探讨 *CkDREB1A* 中抗低温信号通路，我们采用 qRT-PCR 技术，确定直接受 *CkDREB1A* 调控的靶基因。

干旱处理后标志基因的表达。如图 4-34 所示，经干旱胁迫 3 h 后，与野生型拟南芥相比，过表达纯合体植株 OE-18 和 OE-20 中的 *RD29A* 表达量约上升了 10 倍；*RD29B*、*KIN1* 和 *KIN2* 基因也均有上调表达的趋势，但是 *RD22* 和

RD17 表达没有明显差异，说明 *CkDREB1A* 触发了拟南芥中与干旱应答响应相关基因的表达。

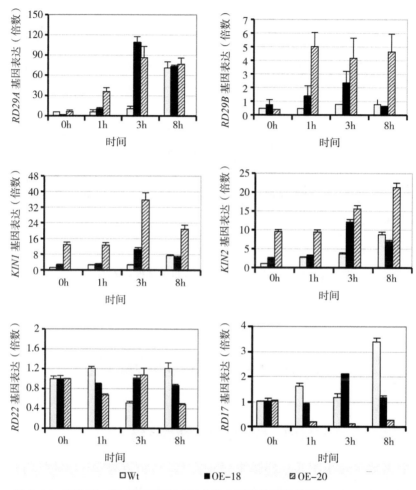

图 4-34　野生型、转 *CkDREB1A* 纯合体在干旱处理条件下 *RD29A*、*RD29B*、
**　　　　*KIN1*、*KIN2*、*RD22* 和 *RD17* 基因的表达**

如图 4-35 所示，低温处理后 24 h，转基因株系中 *COR15A* 和 *COR47* 的表达量均高于野生型，处理 48 h 呈现下降的趋势，这与以前的报道结果相似。其余 2 个基因的表达量没有明显区别。

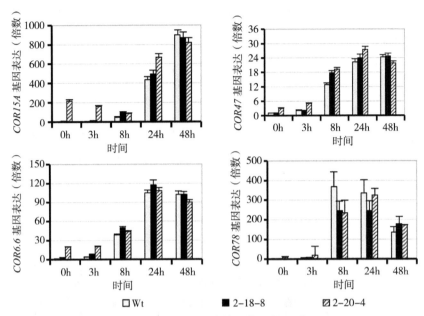

图 4-35　野生型、转 *CkDREB1A* 纯合体经低温处理后 *COR15A*、*COR47*、
COR78 和 *COR6.6* 基因的表达

第三节　*CiDREB1C* 的功能研究

一、*CiDREB1C* 基因 cDNA 的克隆与分析

从中间锦鸡儿干旱转录组数据库中筛选得到 *CiDREB1C* 基因序列。通过
NCBI 中 Blastn 工具比对发现，该基因具有完整的开放阅读框（ORF），故用特
异性引物 F–CiDREB1C–HA 和 R–CiDREB1C–HA 对 *CiDREB1C* 包含完整编码框
的 cDNA 序列进行克隆，结果如图 4-36 所示。经过测序后得到 *CiDREB1C* 基因
cDNA 序列长度为 1437bp，其中 ORF 长为 609bp，5′UTR 长为 257bp，3′UTR 长
为 571bp，3′ 端以 PolyA 结尾，起始密码子为 ATG，终止密码子为 TAA，能够
编码 203 个氨基酸（图 4-37）。

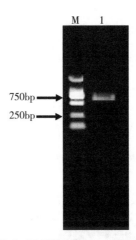

750bp →

250bp →

M. TaKaRa DL2000 Marker；1.*CiDREB1C*。

图 4-36　中间锦鸡儿 *CiDREB1C* 基因 cDNA 的克隆

```
1      cataaaaagcgtctcatcatagtcactgctgctaattcagcctaactaaactcgctcctc
       attcacaataaccaaccatgcatctctacttttcttctttaatcacccctcctcgtgct
       cgatcgtgtatacacacttgcttgcgtgcatcacactcactcacaacccttgagcactgt
       tgtagtagtataaataagggtttacgttattccatttgtggtgaataagataattttaag
241    acagctaactagttgat ATG CAGAAAATACAGAAACGAAGGGCTGGGAGGAAGAAGTTCC
                         M  Q  K  I  Q  K  R  R  A  G  R  K  K  F
301    ACGAGACGCGACACCGATTTACAAAGGGGTGAGAGAGAGGAACGGGAAGTGGGTGTGCG
       H  E  T  R  H  P  I  Y  K  G  V  R  E  R  N  G  K  W  V  C
361    AGCTACGACAACCTAACAACAAAACTCGTGTCTGGCTTGGAACATTTCTAACCCCGACA
       E  L  R  Q  P  N  N  K  T  R  V  W  L  G  T  F  S  N  P  D
421    TGGCAGCTATAGCGTACGACGTTGCCGCGTTGGCTTTCAGGGGAGAAGCTGCTTCCTGA
       W  Q  L  *  R  T  T  L  P  R  W  L  S  G  E  K  L  L  P  ＊
       M  A  A  I  A  Y  D  V  A  A  L  A  F  R  G  E  A  A  S  L
481    ATTTCCCTCACGCAGCTACCTCGTTGCCGCGCCTTAATTCTCGAACATCTTCCATCAGAT
       N  F  P  H  A  A  T  S  L  P  R  L  N  S  R  T  S  S  I  R
541    CCATTCAGTTTGCGGCAATGCAAGCGGCCGAAAAGCAATTTTCTTCCGGCTACTTCTTCC
       S  I  Q  F  A  A  M  Q  A  A  E  K  Q  F  S  S  G  Y  F  F
601    AACCCAGTGAGGAGGAAGATTGTGAGGAATGGTTCTGAATCGGAGTCGTCCAGAGTCTTTGG
       Q  P  S  E  E  I  V  R  N  G  S  E  S  E  S  S  E  S  L
661    ATTGCGACCTTAATAATGCTTGTATTGGGAAGTCCTCGGAAGATTCTGGAAGTGGAAGCT
       D  C  D  L  N  N  A  C  I  G  K  S  S  E  D  S  G  S  G  S
721    TCTATTGGGATGAAGAGGAGGTTTTCAATATGCCAGGGTTGATAAACAGCATGGCAGAAG
       F  Y  W  D  E  E  V  F  N  M  P  G  L  I  N  S  M  A  E
781    GGTTGATCATCACCACCGGCGTTGCAGAGAGGGTTCAATTGGGTTGGTGGGGAAACTA
       G  L  I  I  T  P  P  A  L  Q  R  G  F  N  W  V  G  E  T
841    CTGTGGACTTGACTCTATGGGAACATTGAtccaatccaagtgccgcgcgcgagacttcat
       T  V  D  L  T  L  W  E  H  ＊
901    cacttaattacccaatttgtaaacccctagtgtgtttggatgaggggagtttaattgggtga
       aggaatctaagggggtggtgtattttttagaaaatatatcaatgtaaatattttctttcat
       ttataaaaaaaaaaatgtaaaatatatttttcttttgggcattaaaatgtagaattacaaaa
       aataaatggattttgtggagattttttttttttacggttgtggagtacttttttaaaaaac
       ttgctgaactgcagcggcaccagtcgccataagaacttgatcaaaaaaaaattctgtatca
       gatctaaacaaaaaaaaataaaagatgaataaaattttaattattatattgaaacaaaaattt
1441   taaaa
```

图 4-37　*CiDREB1C* 基因 cDNA 序列及推导的氨基酸序列

（注：小写字母表示非编码区；起始密码子 ATG 用方框标出，终止密码子 TAA 用星号
标出；下划线部分为 AP2/ERF 结构域）

二、*CiDREB1C* 表达载体的构建

测序验证正确后，将目的片段从 *pEASY-Blunt-CiDREB1C* 重组载体上切下，连入线性化的表达载体 pCanG–HA 中，对重组质粒进行菌落 PCR 以及双酶切鉴定，鉴定结果可知，在随机单菌落中均能扩增出大小符合目的片段大小的条带（图 4-38A）；双酶切验证结果表明，重组质粒能够被切开，并且条带大小与目的片段大小相符（图 4-38B）。这些结果均证明，*pCanG-CiDREB1C-HA* 表达载体构建成功。

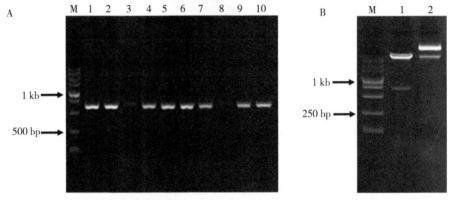

A. *pCanG-CiDREB1C-HA* 表达载体菌落 PCR 电泳图；1 ~ 10.*CiDREB1C* 随机单菌落；B. *pCanG-CiDREB1C-HA* 表达载体双酶切鉴定电泳图；1. *Sac* Ⅰ 和 *Sal* Ⅰ 双酶切；2. 质粒对照；M.TaKaRa DL5000 Marker。

图 4-38　*CiDREB1C* 基因 *pCanG-HA* 表达载体的鉴定

三、异源表达 *CiDREB1C* 拟南芥纯合体的获得与鉴定

将构建好并验证正确的 *pCanG-CiDREB1C-HA* 表达载体电转化入农杆菌 GV3101 中，并通过浸花法侵染野生型拟南芥，最终筛选得到 7 株 T₃ 代纯合体拟南芥株系。利用实时荧光定量 PCR 检测 *CiDREB1C* 基因在纯合体株系中的表达水平，结果采用 $2^{-\Delta\Delta Ct}$ 方法计算，并对纵坐标取对数。结果表明，除了 OE2 和 OE7 株系表达水平低于内参基因外，其余株系表达水平均高于拟南芥内参基因，其中 OE35、OE47、OE46 及 OE32 表达量均比较高，分别为内参基因的 64.3 倍、61.9 倍、58.5 倍和 27.4 倍，故首先选择 OE35、OE46 和 OE47 等纯合体株系进行后续的表型实验，OE32 作为备选株系（图 4-39）。

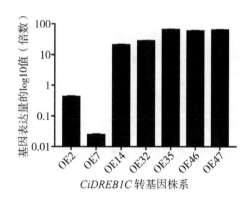

图 4-39 *CiDREB1C* 基因 T₃ 代纯合体表达量检测
（注：OE2 ～ OE47 表示转基因株系 2 至转基因株系 47。实验结果使用
$2^{-\triangle\triangle Ct}$ 方法计算；内参基因选择 *AtEF1α*；实验结果进行 2 次生物学重复）

四、异源表达 *CiDREB1C* 影响拟南芥发育

1. 异源表达 *CiDREB1C* 拟南芥根长短于野生型和突变体

我们对生长相同时间的 *CiDREB1C* 转基因拟南芥、突变体以及野生型幼苗进行了形态学上的观察（*CiDREB1C* 基因与拟南芥 *AT4G25470.1* 相似性最高，其对应的突变体为 SALK_033943），首先将萌发 48 h 以内的幼苗转移到 1/2 MS 盐培养基上，生长 6 d 后观察不同株系的生长情况，生长相同时间的野生型、转基因株系和突变体根长差异明显，转基因株系根长明显短于野生型和突变体，而突变体的根长则明显比野生型长，这种差异达到极显著（图 4-40A、C）。另外，我们还统计了不同株系第 1 天的种子萌发率（图 4-40B），结果显示，转基因株系种子在第 1 天的萌发率显著低于野生型和突变体，而突变体种子第 1 天萌发率则极显著高于野生型和转基因株系。这些结果说明异源表达 *CiDREB1C* 拟南芥的发育较野生型和突变体晚。

2. 异源表达 *CiDREB1C* 拟南芥鲜重小于野生型

之后我们对生长 2 周大小的拟南芥幼苗进行了观察，结果显示，转基因株系幼苗长势明显比野生型迟缓，植株整体较小，鲜重统计结果表明，OE35、OE46 和 OE32 3 个转基因株系的鲜重显著低于野生型，这与根长的统计结果是一致的（图 4-41）。

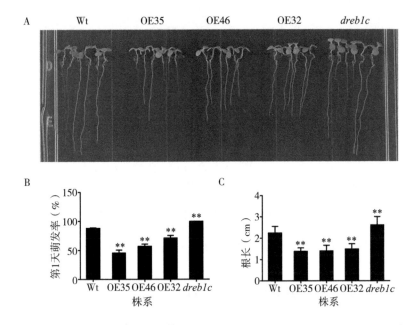

A. 生长 1 周大小的幼苗；B. 第 1 天萌发率统计（n=165）；C. 根长测量（n=40）；OE35、OE46 和 OE32 表示转基因株系 35、转基因株系 46 和转基因株系 32。dreb1c 表示突变体株系（SALK–033943）。显著性水平分析使用 t 检验。* 表示差异显著（$P<0.05$）；** 表示差异极显著（$P<0.01$）。

图 4–40　CiDREB1C 转基因株系、突变体与野生型根长测量

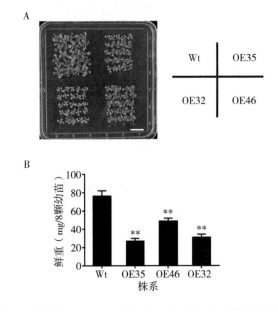

A. 生长 2 周大小的幼苗；B. 鲜重测量（n=24）；OE35、OE46 和 OE32 表示转基因株系 35、转基因株系 46 和转基因株系 32。显著性水平分析使用 t 检验。* 表示差异显著（$P<0.05$）；** 表示差异极显著（$P<0.01$）；bar=1cm。

图 4–41　CiDREB1C 转基因株系与野生型鲜重测量

3. 异源表达 ***CiDREB1C*** **拟南芥莲座叶直径小于野生型并且叶片数量多于野生型**

同样，我们对生长 3 周大小的野生型、转基因和突变体株系进行观察，结果表明，转基因株系幼苗明显比野生型小，而突变体株系与野生型生长状态一致（图 4-42A）。随后统计不同株系的莲座叶直径，结果表明，转基因株系莲座叶直径显著低于野生型和突变体，而突变体莲座叶直径与野生型相差不大（图 4-42B）；对不同株系的叶片数量进行统计，结果表明，转基因株系叶片数量明显多于野生型，差异达到极显著，而突变体叶片数量明显少于野生型，差异也达到极显著（图 4-42C）。这些结果说明，在拟南芥中异源表达 *CiDREB1C* 后植物生长缓慢并且矮小，根长、叶片以及莲座叶直径等均小于同期生长的野生型幼苗，且突变体叶片数量也明显小于野生型。

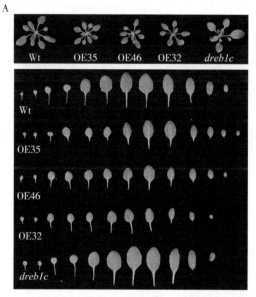
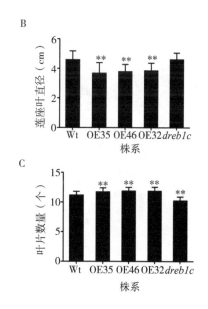

A. 生长 3 周大小的幼苗；B. 莲座叶直径测量（*n*=30）；C. 叶片数量统计（*n*=30）；OE35、OE46 和 OE32 表示转基因株系 35、转基因株系 46 和转基因株系 32。*dreb1c* 表示突变体株系（SALK-033943）。显著性水平分析使用 *t* 检验。* 表示差异显著（*P*<0.05）；** 表示差异极显著（*P*<0.01）。

图 4-42　*CiDREB1C* 转基因株系、突变体与野生型叶片观察

五、异源表达 *CiDREB1C* 拟南芥抗逆表型研究

1. 异源表达 ***CiDREB1C*** **增强了拟南芥抵抗黑暗诱导叶片衰老的能力**

正常生长条件下，与野生型株系相比，异源表达 *CiDREB1C* 拟南芥幼苗在

形态上明显较小，生长迟缓，抽薹较晚并且开花较晚（图 4-43A）。叶片衰老是植物生长和发育所必需的程序性细胞死亡过程，许多内部和外部因素都可以诱导叶片衰老的发生，包括叶龄、激素水平、黑暗、干旱、高盐、极端温度以及病原菌侵染等。黑暗能够加快植物体的衰老，并伴随产生明显的衰老表型，如叶绿素流失、蛋白质分解代谢加快以及细胞组分降解等，该过程与叶龄依赖的自然衰老过程相似，因此许多研究都以黑暗诱导的叶片衰老过程作为模型来探究植物叶片衰老过程的生理生化及分子机制。本实验中，在黑暗处理 7 d 后，转基因拟南芥叶片要比野生型株系叶片更绿，幼苗衰老现象较野生型少（图 4-43A）；黑暗处理 13 d 后，野生型植株叶片已经全部变黄，而转基因株系叶片仅部分变黄（图 4-43A）。叶绿素检测结果表明，在黑暗处理 7 d 和 13 d 后，异源表达株系叶绿素含量均显著高于野生型（图 4-43B），说明异源表达 *CiDREB1C* 后减缓了拟南芥叶绿素的降解并且延缓了黑暗诱导的叶片衰老，这与 Schwager 等对拟南芥 *AtDREB1C/CBF2* 基因的报道是一致。

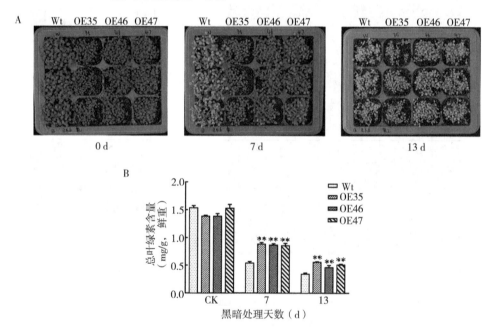

A. 处理不同时间的幼苗；B. 叶绿素含量检测；OE35、OE46 和 OE47 表示转基因株系 35、转基因株系 46 和转基因株系 47。显著性水平分析使用 *t* 检验。* 表示差异显著（*P*<0.05）；** 表示差异极显著（*P*<0.01）。

图 4-43 *CiDREB1C* 转基因株系与野生型黑暗处理下的表型分析

对 25 d 大小的转基因和野生型拟南芥的离体叶片进行了黑暗处理（图 4-44A）。黑暗处理 3 d 后，转基因株系与野生型株系相比叶片更绿，野生型叶

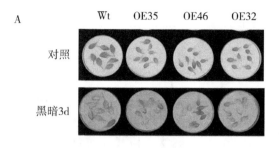

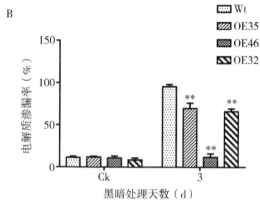

A. 离体叶片黑暗处理；B. 电解质渗漏率检测；OE35、OE46 和 OE32 表示转基因株系 35、转基因株系 46 和转基因株系 32。显著性水平分析使用 t 检验。* 表示差异显著（$P<0.05$）；** 表示差异极显著（$P<0.01$）。

图 4-44 转基因 CiDREB1C 和野生型拟南芥离体叶片黑暗处理实验结果

片基本全部变黄，细胞表面已经出现严重坏死现象，而转基因株系坏死以及变黄症状不明显，说明黑暗处理对野生型拟南芥幼苗叶片造成了比较严重的损伤，而对转基因株系则损伤不大。对黑暗处理后的转基因和野生型拟南芥叶片的电解质渗漏率检测发现，在处理前，转基因与野生型株系之间电解质渗漏率没有明显差别，在处理后，转基因株系电解质渗漏率显著低于野生型，说明在拟南芥中异源表达 CiDREB1C 基因后能够有效地延缓黑暗诱导的叶片衰老（图 4-44B）。

此外，为了更进一步说明转基因株系的抗衰老能力，对黑暗处理后的转基因和野生型幼苗叶片进行了伊文思蓝组织化学染色，染色结果显示，未处理的叶片均未被染成蓝色，而黑暗处理 3 d 后，野生型株系均被染成蓝色，说明叶肉细胞已经基本全部死亡；而 OE35 株系则有部分叶片未被染上蓝色；OE46 株系叶片上只有小部分被染上蓝色，其余部分均为白色，说明转基因株系叶片细胞死亡情况没有野生型严重（图 4-45A）。之后将染色的叶片放于显微镜下观察，如图 4-46 所示，黑暗处理后，OE35、OE46 株系和野生型相比叶片上只有局部被染成蓝色，染色部分呈点状分布，OE32 株系叶片虽然也被染成蓝色，但是与野生型相比染色程度较浅。细胞死亡量检测发现，OE35 和 OE46 转基因株系的细胞死亡量要比野生型株系小（图 4-45B），这些结果说明在黑暗处理后，异源表达拟南芥株系细胞死亡的数量少于野生型，说明 CiDREB1C 基因在拟南芥中的异源表达延缓了拟南芥对于黑暗诱导的叶片衰老。

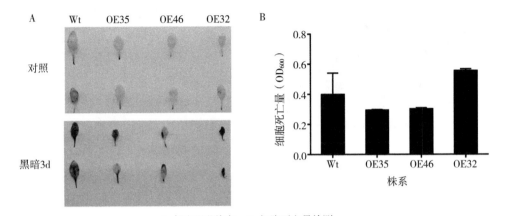

A. 伊文思蓝染色；B. 细胞死亡量检测。

图 4-45　转基因 *CiDREB1C* 和野生型拟南芥黑暗处理后伊文思蓝染色结果

（注：OE35、OE46 和 OE32 表示转基因株系 35、转基因株系 46 和转基因株系 32）

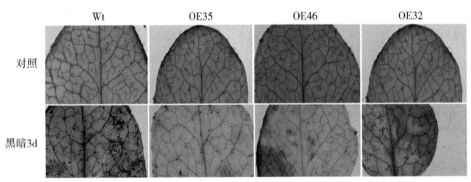

图 4-46　转基因 *CiDREB1C* 和野生型拟南芥黑暗处理后染色叶片显微镜观察

（注：OE35、OE46 和 OE32 表示转基因株系 35、转基因株系 46 和转基因株系 32）

2. 异源表达 *CiDREB1C* 提高了转基因拟南芥对渗透胁迫的耐受性

利用甘露醇处理检测转基因拟南芥对渗透胁迫的抵抗能力。研究发现，甘露醇处理 8 d 后，野生型大部分幼苗出现萎蔫并且叶片变黄严重，而异源表达株系只有少部分幼苗叶片变黄（图 4-47A）；处理 12 d 后，野生型幼苗基本全部死亡，而转基因株系也出现死亡，但是幼苗死亡程度没有野生型严重（图 4-47A）。各异源表达株系在处理 8 d 和 12 d 后的叶绿素含量均要比野生型株系高，差异达到极显著（图 4-47B）。此外，甘露醇处理前，异源表达株系的 MDA 含量与野生型相比没有明显差别；甘露醇处理后，各株系 MDA 含量均升高，但 3 个转基因株系 MDA 含量均显著低于野生型（图 4-47C），说明异源表达 *CiDREB1C* 减少了拟南芥中 MDA 的生成，降低了膜脂过氧化程度，从而减少了甘露醇胁迫对细胞的损伤与破坏。以上结果说明异源表达 *CiDREB1C* 基因提高了拟南芥对于渗透胁迫的耐受性。

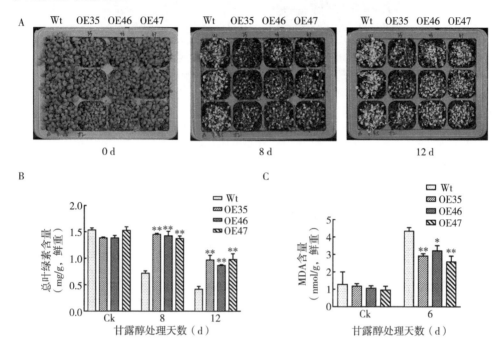

A. 处理不同时间的幼苗；B. 叶绿素含量检测；C.MDA 含量检测；OE35、OE46 和 OE47 表示转基因株系 35、转基因株系 46 和转基因株系 47。显著性水平分析使用 *t* 检验。* 表示差异显著（*P*<0.05）；

** 表示差异极显著（*P*<0.01）。

图 4-47　*CiDREB1C* 转基因株系与野生型甘露醇处理下的表型分析

3. 异源表达 *CiDREB1C* 增强了转基因拟南芥对冷胁迫的耐受性

检测转基因拟南芥对低温胁迫的耐受能力发现，胁迫处理前，各株系之间没有明显差别，冷处理 10 h 后，转基因与野生型株系相比幼苗存活数更多（图 4-48A）。叶绿素含量检测结果发现，处理前，野生型与转基因株系叶绿素含量没有明显差别，处理后，野生型株系叶绿素含量明显下降，而转基因株系叶绿素含量与处理前相比没有明显变化，且显著高于野生型株系（图 4-48B）。这些结果说明异源表达 *CiDREB1C* 能够增强转基因拟南芥对于冷胁迫的耐受性。

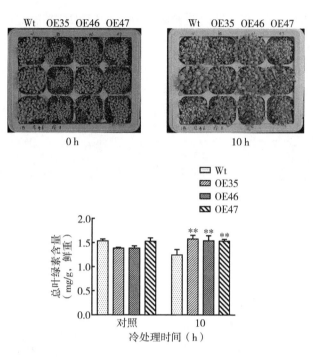

A. 处理不同时间的幼苗；B. 叶绿素含量检测；OE35、OE46 和
OE47 表示转基因株系 35、转基因株系 46 和转基因株系 47；显
著性水平分析使用 t 检验；* 表示差异显著（$P<0.05$）；** 表示差
异极显著（$P<0.01$）。

**图 4-48 *CiDREB1C* 转基因株系与野生型在冷处理下的
表型分析**

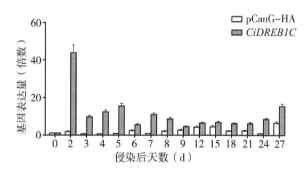

**图 4-50 qRT-PCR 检测瞬时表达后中间锦鸡儿叶片内 *CiDREB1C*
基因的表达量变化情况**

4. 异源表达 *CiDREB1C* 拟南芥胁迫相关基因表达量检测

为了揭示拟南芥中异源表达 *CiDREB1C* 是如何延缓植物在黑暗诱导下的衰老，我们检测了转基因株系中调控叶片衰老途径关键基因以及叶绿素降解途径关键基因的表达水平，结果如图 4-49A 所示，与野生型和突变体株系相比，异源表达 *CiDREB1C* 拟南芥中叶片衰老关键基因 *SAG13* 和 *ORE1* 的相对表达量明显，另外，叶绿素降解途径中的关键酶编码基因 *PAO* 和 *RCCR* 及叶绿素分解代谢相关基因 *PPH*、*SGR1*、*SGR2* 和 *NOL* 的相对表达量也均是降低的，而突变体中绝大多数这些基因的表达水平与野生型相比均是上升的，说明转基因植物对于叶绿素的降解能力减弱，在经过黑暗处理后，转基因植物拥有更强的持绿能力，从而能够延缓叶片衰老。

为了了解拟南芥中异源表达 *CiDREB1C* 是如何提高植物对干旱和冷胁迫的耐受性，我们检测了转基因株系中干旱以及冷胁迫途径关键基因的表达水平。结果如图 4-49B 所示，与野生型和突变体株系相比，转基因株系中 *RD29A*、*RD29B* 以及 *COR15A* 基因的相对表达量都是上升的，说明 *CiDREB1C* 基因能够参与植物干旱以及冷等逆境胁迫信号通路。

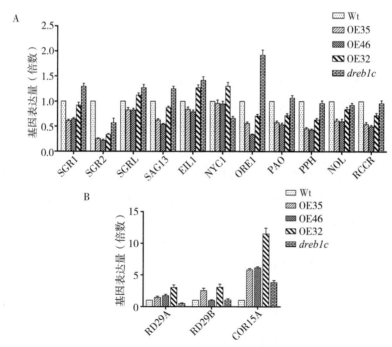

A. 衰老相关基因表达量检测；B. 干旱以及冷胁迫相关基因表达检测；OE35、OE46 和 OE47 表示转基因株系 35、转基因株系 46 和转基因株系 47。

图 4-49 *CiDREB1C* 转基因株系、突变体与野生型胁迫相关基因表达量检测

六、中间锦鸡儿瞬时表达 *CiDREB1C* 抗逆性检测

1. qRT-PCR 检测瞬时表达中间锦鸡儿 *CiDREB1C* 基因表达量

我们利用 qRT-PCR 检测了瞬时表达中间锦鸡儿叶片内 *CiDREB1C* 基因表达量变化，结果显示，叶片内 *CiDREB1C* 基因在侵染后 2 d 达到峰值，表达量约为对照的 44 倍，随后表达量下降，在这期间，瞬时表达 *CiDREB1C* 株系叶片中 *CiDREB1C* 基因的表达量均高于瞬时表达 pCanG-HA 空载体株系（图 4-50）。

2. 瞬时表达 *CiDREB1C* 能够增强中间锦鸡儿的抗旱性

前期已经验证了在拟南芥中异源表达 *CiDREB1C* 基因能够提高转基因植株的抗旱能力，为了更进一步检测 *CiDREB1C* 基因在干旱胁迫中的功能，我们将 *CiDREB1C* 基因在中间锦鸡儿叶片中进行农杆菌介导的瞬时表达，并对侵染后 2 d 的幼苗进行干旱胁迫检测。检测结果发现，瞬时表达 pCanG-HA 空载体（对照）的株系与瞬时表达 *CiDREB1C* 基因的株系在干旱处理 0 d 时幼苗长势一致（彩图 4-9A、B、C 干旱 0 d），在干旱处理 17 d 后，瞬时表达 pCanG-HA 空载体（对照）株系幼苗出现明显的萎蔫、倒伏现象，叶片有明显的脱落和变黄症状，而瞬时表达 *CiDREB1C* 基因的株系幼苗生长较为正常，没有明显的萎蔫以及倒伏现象，局部叶片有脱落和变黄（彩图 4-9A、B、C 干旱 17 d）。复水 4 d 后，对照株系幼苗萎蔫情况有所恢复，而与 *CiDREB1C* 株系相比，幼苗死亡情况仍然比较严重（彩图 4-9A、B、C 复水 4 d）。复水 8 d 后（彩图 4-9A、B、C 复水 8 d），对照株系部分幼苗恢复全绿，而大部分幼苗枯萎死亡，而瞬时表达 *CiDREB1C* 株系幼苗只有少部分幼苗变白，大部分幼苗均为全绿苗（图 4-51A）。

对两种瞬时表达株系进行存活率统计，结果表明，瞬时表达 *CiDREB1C* 株系存活率明显高于对照株系（图 4-51B）；总叶绿素含量检测结果表明，瞬时表达 *CiDREB1C* 株系的叶绿素含量显著高于对照株系，差异达到显著水平（图 4-51C）。以上结果说明，在中间锦鸡儿叶片中瞬时表达 *CiDREB1C* 基因后能够增强中间锦鸡儿对于干旱胁迫的耐受性。

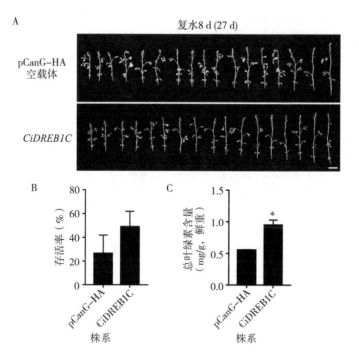

A. 复水 8d 后对照株系和瞬时表达 *CiDREB1C* 株系；B. 对照株系和瞬时表达 *CiDREB1C* 株系复水 8d 后存活率统计；C. 对照株系和瞬时表达 *CiDREB1C* 株系复水 8d 后总叶绿素含量检测；括号内为侵染后天数；bar=2cm；n=16。

图 4–51 中间锦鸡儿瞬时表达 *CiDREB1C* 基因干旱复水后存活率统计以及叶绿素含量检测

3. 瞬时表达 *CiDREB1C* 增强了中间锦鸡儿的耐盐性

为了研究 *CiDREB1C* 基因在响应盐胁迫过程中的作用，我们将 *CiDREB1C* 基因利用优化的条件瞬时表达入中间锦鸡儿，并对瞬时表达的幼苗进行了盐胁迫处理，对照为侵染 pCanG-HA 空载体菌株的幼苗。结果如彩图 4–10 所示，选择侵染后 3 d 的幼苗进行盐胁迫处理，各幼苗在处理前长势一致（彩图 4–10A、B 和 C 处理 0 d），在 250 mmol/L NaCl 处理 11 d 后，对照株系幼苗出现叶片变黄和枯萎症状，而瞬时表达 *CiDREB1C* 株系只有少部分幼苗有枯黄症状（彩图 4–10A、B 和 C 处理 11 d）；处理 21 d 后，对照幼苗和瞬时表达 *CiDREB1C* 中间锦鸡儿幼苗均出现明显的变白以及枯黄症状，对照组幼苗萎蔫以及倒伏严重，而瞬时表达 *CiDREB1C* 中间锦鸡儿幼苗萎蔫症状较轻，并且没有明显的倒伏现象（彩图 4–10A、B 和 C 处理 21 d）。

对处理 22 d 的幼苗进行存活率统计发现，瞬时表达 *CiDREB1C* 中间锦鸡儿幼苗存活率明显高于对照组（瞬时表达 pCanG-HA 空载体幼苗）（图 4-52A 和 B），并且叶绿素含量也明显高于对照组（图 4-52C）。为了观察在盐胁迫处理过程中两组幼苗的生长情况，分别对这两组幼苗的幼苗增长率进行了统计，结果表明，在整个盐处理过程中，瞬时表达 *CiDREB1C* 中间锦鸡儿幼苗增长率均高于对照组（图 4-52D）。这些结果表明，在中间锦鸡儿中瞬时表达 *CiDREB1C* 基因能够提高幼苗对于盐胁迫的耐受性。

4. 瞬时表达 *CiDREB1C* 基因降低了中间锦鸡儿对于 ABA 的敏感性

植物激素 ABA，一种抑制植物生长的激素，在促进叶片成熟、叶片脱落以及叶片衰老过程中发挥着重要的作用。为了探究 *CiDREB1C* 基因在中间锦鸡儿瞬时表达后是否会影响植株对于 ABA 的敏感性，我们将 *CiDREB1C* 基因在中间锦鸡儿叶片中进行农杆菌介导的瞬时表达，并对侵染后 3 d 的中间锦鸡儿幼苗喷施 ABA 水溶液，进而检测瞬时表达中间锦鸡儿对 ABA 的耐受性。检测结果如彩图 4-10 所示，在处理 0 d 时，各瞬时表达株系长势均一致（彩图 4-11A、B、C 处理 0 d），在喷施 ABA 溶液 4 d 后，对照株系和瞬时表达 *CiDREB1C* 中间锦鸡儿幼苗叶片均有脱落，二者之间并没有明显的差别（彩图 4-11A、B、C 处理 4 d）；在处理 10 d 后，两者叶片均有明显的脱落，但对照株系叶片脱落情况要比瞬时表达 *CiDREB1C* 株系严重，并且幼苗出现明显的倒伏情况（彩图 4-11A、B、C 处理 10 d），说明对照株系不耐受 ABA 的处理。另外，存活率统计结果表明，瞬时表达 *CiDREB1C* 株系存活率极显著高于对照株系（图 4-53A）；叶绿素含量检测发现，瞬时表达 *CiDREB1C* 株系叶绿素含量明显高于对照株系，差异达到极显著（图 4-53B）。叶片脱落率检测结果表明，瞬时表达 *CiDREB1C* 株系的叶片脱落率要比对照株系低（图 4-53C）。这些结果均证明，在中间锦鸡儿中瞬时表达 *CiDREB1C* 基因后能够明显提高植株对于 ABA 的耐受性。

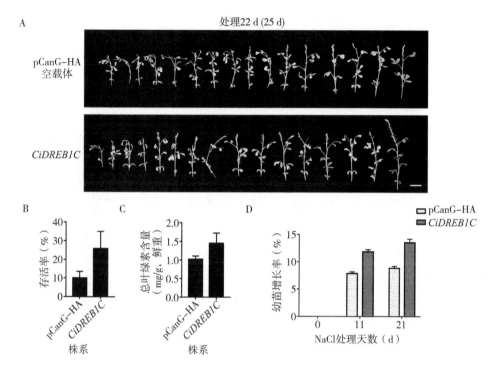

A. 盐处理 22d 后对照株系和瞬时表达 *CiDREB1C* 株系；B. 对照株系和瞬时表达 *CiDREB1C* 株系盐处理后存活率统计；C. 对照株系和瞬时表达 *CiDREB1C* 株系盐处理后总叶绿素含量检测；D. 盐处理后幼苗增长率统计；括号内为侵染后天数；bar=2cm；n=16。

图 4-52　中间锦鸡儿瞬时表达 *CiDREB1C* 基因盐处理后存活率统计、叶绿素含量检测以及幼苗增长率统计

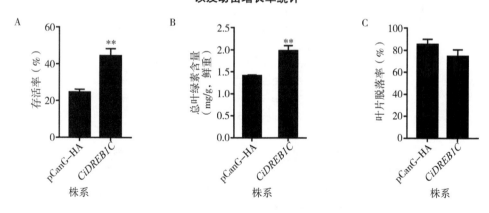

A. 对照株系和瞬时表达 *CiDREB1C* 株系在 ABA 处理 8d 后存活率统计；B. 对照株系和瞬时表达 *CiDREB1C* 株系在 ABA 处理 8d 后总叶绿素含量检测；C. 对照株系和瞬时表达 *CiDREB1C* 株系在 ABA 处理 8d 后叶片脱落率统计；bar=2cm；n=16。

图 4-53　中间锦鸡儿瞬时表达 *CiDREB1C* 基因 ABA 处理后存活率统计、叶绿素含量检测以及叶片脱落率统计

第四节　*CiDREB3* 的功能研究

一、*CiDREB3* 基因 cDNA 的克隆与分析

从干旱转录组数据库中筛选到一条 *CiDREB3* 基因序列。在 NCBI 中利用 Blastn 在线工具进行序列同源性比对，比对结果可知该基因均具有完整的 ORF，故用特异性引物 F-CiDREB3-HA 和 R-CiDREB3-HA 对 *CiDREB3* 包含完整编码框的 cDNA 序列进行克隆，结果如图 4-54 所示。序列分析结果可知，*CiDREB3* 基因 cDNA 序列长度为 903bp，其中 ORF 长为 666bp，5′UTR 长为 118bp，3′UTR 长 为 119bp，3′ 端 以 10bp 的 PolyA 结 尾，起始密码子为 ATG，终止密码子为 TAA，能够编码 222 个氨基酸（图 4-55）。

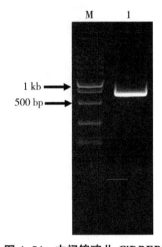

图 4-54　中间锦鸡儿 *CiDREB3* 基因 cDNA 的克隆

（注：*CiDREB3* 基因 cDNA 扩增电泳图；M 为 TaKaRa DL2000 Marker；1 为 *CiDREB3*）

```
1    ccgcagcacccattattttggtcattctctctctctctctactctaattgtgactaactc
     atctatatgtactccctatattcttctccagaaacattccaattctaattaactcacaAT
                                                              M
121  GACAGTAACAACAACAACAACAACCTCTTCAGAAACAGCCACCACCACTAGCTGCAACAA
     T  V  T  T  T  T  T  S  S  E  T  A  T  T  T  S  C  N  N
181  CTCCTCCACGTCATCTTCTTCACCACCGTCCCCTCAACAACCTCAACTAACAAAACAGA
     S  S  T  S  S  S  P  P  S  P  S  T  T  S  T  N  K  T  E
241  GTCTTCGGCCCAAAAACAGAGGCCGAAAAGGCCCAGAGACTGCAGCAAACACCCGGTTTA
     S  S  A  Q  K  Q  R  P  K  R  P  R  D  C  S  K  H  P  V  Y
301  CCACGAGGTCAGGAAGAGGAACTGGGGCAAATGGGTATCCGAAATTCGCGAGCCACGCAA
     H  G  V  R  K  R  N  W  G  K  W  V  S  E  I  R  E  P  R  K
361  GAAATCACGCATCTGGCTCGGAACCTTCGCCACTCCAGAAATGGCAGCTAGAGCACACGA
     K  S  R  I  W  L  G  T  F  A  T  P  E  M  A  A  R  A  H  D
421  CGTCGCCGCTCTCACCATTAAGGGCCATTCCGCAATTCTCAACTTCCCTCACTTAGCTCA
     V  A  A  L  T  I  K  G  H  S  A  I  L  N  F  P  H  L  A  H
481  CGTGCTTCCCACACCCGCCACGTCAGCACCACGTGACATTCAAGCCGCAGCAACGCGCG
     V  L  P  T  P  A  T  S  A  P  R  D  I  Q  A  A  A  T  A  A
541  AGCAGCTATGGTTAACTTCGACCCGTGACGTGCTCCACTCTTCTTCCGAGTCCGAAGA
     A  A  M  V  N  F  D  P  V  D  V  L  H  S  S  S  E  S  E  E
601  ACTCAGCCAGATAGTCGAGCTTCCTAAAATTGAAGAAGAAGAAGATGACTCGGTTGACTC
     L  S  Q  I  V  E  L  P  K  I  E  E  E  E  D  D  S  V  D  S
661  GGCGGCTGAGTTCGTGTGGCTTGACTCGGTTGATAGTTGGGTGTATCCGCCAATGGGGTT
     A  A  E  F  V  W  L  D  S  V  D  S  W  V  Y  P  P  M  G  L
721  AGAAGGAATCGAATTTTATGCCCACTTATAACTCTGAGTCTGAGATAGAGATACCCATTTG
     E  G  I  E  F  Y  A  T  Y  N  S  E  S  E  I  E  I  P  I  W
781  GGGATTGAAccgtgttccaggggtcagttcccaattactactgtaatactactacgtac
     D  *
841  actagtatatattttcatttcattttttcttacattacttttacttatggctttaggcaaaa
901  aaaaaa
```

图 4-55　*CiDREB3* 基因 cDNA 序列及推导的氨基酸序列

（注：小写字母表示非编码区。起始密码子 ATG 用方框标出，终止密码子 TAA 用星号标出；下划线部分为 AP2/ERF 结构域）

二、*CiDREB3* 表达载体的构建

测序验证正确后，将目的片段从 *pEASY-Blunt-CiDREB3* 克隆载体上切下，连入线性化的表达载体 pCanG–HA 中，对重组质粒进行菌落 PCR 以及双酶切鉴定，鉴定结果可知，在随机单菌落中均能扩增出大小符合目的片段的条带（图4–56A）；双酶切验证结果表明，重组质粒能够被切开，并且条带大小与目的片段大小相符（图 4–56B）。这些结果均证明，*pCanG-CiDREB3-HA* 表达载体构建成功。

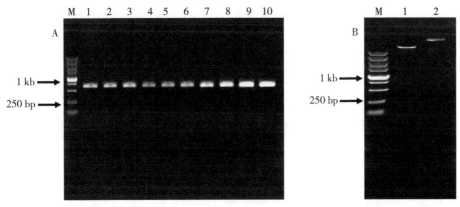

A.*pCanG-CiDREB3-HA* 表达载体菌落 PCR 电泳图；1 ～ 10.*CiDREB3* 随机单菌落；B.*pCanG-CiDREB3-HA* 表达载体双酶切鉴定电泳图；1.*BamH* Ⅰ和 *Sac* Ⅰ双酶切；2.质粒对照；M.TaKaRa DL5000 Marker。

图 4–56　*CiDREB3* 基因 pCanG–HA 表达载体的鉴定

三、异源表达 *CiDREB3* 拟南芥纯合体的获得与鉴定

将构建好并验证正确的 *pCanG-CiDREB3-HA* 表达载体电转化入农杆菌 GV3101 中，并通过浸花法侵染野生型拟南芥，最终筛选得到 6 株 T_3 代纯合体拟南芥株系。利用实时荧光定量 PCR 检测 *CiDREB3* 基因在纯合体株系中的表达水平，结果采用 $2^{-\triangle\triangle Ct}$ 方法计算，并对纵坐标取对数。检测结果表明，OE8 和 OE29 纯合体株系表达水平较高，分别为内参基因的 5.52 倍和 2.59 倍，其次是 OE1，表达量为内参基因的 0.001 倍，故选择 OE8、OE29 及 OE1 作为后续表型实验的纯合体株系（图 4–57）。

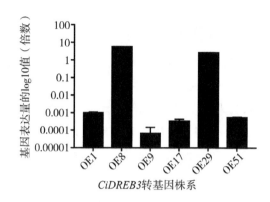

图 4-57　*CiDREB3* 基因 T₃ 代纯合体表达量检测
（注：OE1、OE8、OE9、OE17、OE29、OE51 分别表示转基
因株系 1、8、9、17、29、51；实验结果使用 $2^{-\Delta\Delta C_t}$ 方法计算；
内参基因选择 *AtEF1α*；实验结果进行 2 次生物学重复）

四、异源表达 *CiDREB3* 转基因拟南芥根长与鲜重明显小于野生型

我们对生长相同时间的 *CiDREB3* 转基因拟南芥、突变体以及野生型幼苗的
形态学进行了观察（*CiDREB3* 基因与拟南芥 *AT5G25810.1* 相似性最高，其对应
的突变体为 SALK_206788C），将萌发 48 h 的幼苗转移到 1/2 MS 盐培养基上生
长 6 d 后观察不同株系的生长情况，如图 4-58A 所示，生长相同时间的野生型、
转基因株系和突变体株系根长存在显著差异，OE8、OE29 和 OE1 转基因株系的
根长均明显短于野生型和突变体，差异达到极显著水平（图 4-58C），而突变体
与野生型株系相比，根长没有明显差别。

同时我们还测量了几个株系 3 周大小时的鲜重，结果如图 4-59B 所示，测
量结果表明，OE8 和 OE29 株系的鲜重显著低于野生型，差异达到显著水平，而
OE1 株系的鲜重也低于野生型，但不显著，出现这种现象的可能原因是 OE8 和
OE29 株系中 *CiDREB3* 基因的表达水平较高，对植物产生了剂量效应，而突变体
鲜重则显著高于野生型。另外我们对不同株系第 1 天的萌发率也进行了统计（图
4-59D），结果显示，OE8 和 OE1 转基因株系在第 1 天的萌发率显著低于野生型
和突变体，而突变体与野生型株系之间没有明显差别。

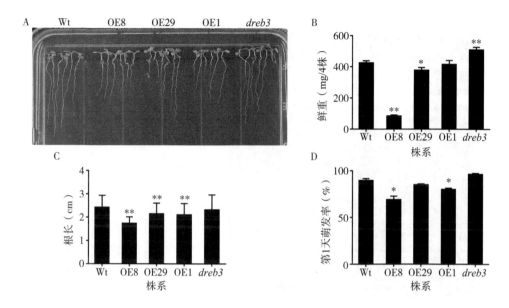

A.生长 1 周大小的幼苗；B.鲜重统计（*n*=12）；C.根长测量（*n*=40）；D.第 1 天萌发率统计（*n*=165）；OE8、OE29 和 OE1 表示转基因株系 8、转基因株系 29 和转基因株系 1；*dreb3* 表示突变体株系（SALK-206788C）。显著性水平分析使用 *t* 检验。* 表示差异显著（*P*<0.05）；** 表示差异极显著（*P*<0.01）。

图 4-58 *CiDREB3* 转基因株系、突变体与野生型根长测量

五、异源表达 *CiDREB3* 拟南芥莲座叶直径测量以及叶片数量统计

为了更进一步观察转基因 *CiDREB3* 拟南芥幼苗大小，我们又对生长 3 周大小的几个不同株系进行了形态学观察（图 4-59A）。OE8 转基因株系幼苗生长状态明显小于野生型，叶片较小并且上卷，而突变体与野生型相比，幼苗长势较快，叶片较大。随后，我们又统计了不同株系的莲座叶直径和叶片数量（图 4-59B 和 C），结果表明，OE8 转基因株系莲座叶直径显著低于野生型和突变体，而其他转基因株系莲座叶直径则没有这种现象。突变体与野生型相比，莲座叶直径较长，差异达到极显著。此外，OE8 转基因株系的叶片数量也明显少于其他几个株系，而 OE29、OE1 株系以及突变体叶片数量与野生型株系相比没有明显差别。这些结果表明，在拟南芥中异源表达 *CiDREB3* 基因后植物生长缓慢并且矮小，根长、叶片以及莲座叶直径等均小于同期生长的野生型株系。

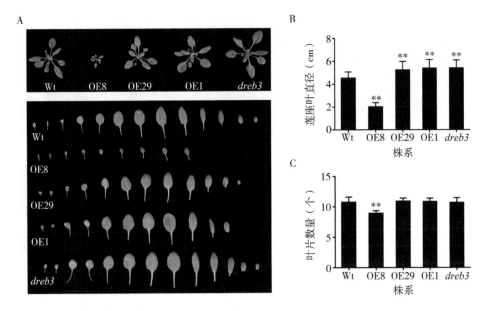

A. 生长 3 周大小的幼苗；B. 莲座叶直径测量（n=30）；C. 叶片数量统计（n=30）；OE8、OE29 和 OE1 表示转基因株系 8、转基因株系 29 和转基因株系 1；dreb3 表示突变体株系（SALK-206788C）。显著性水平分析使用 t 检验；* 表示差异显著（$P<0.05$）；** 表示差异极显著（$P<0.01$）。

图 4-59　*CiDREB3* 转基因株系、突变体与野生型叶片观察

六、异源表达 *CiDREB3* 拟南芥抗旱性明显增强

为了研究 *CiDREB3* 基因在干旱胁迫中的功能，我们对野生型和转基因株系进行了干旱胁迫处理实验，如彩图 4-12 所示，在正常条件下生长 3 周后停止浇水，干旱 14 d 后，OE8 和 OE29 株系幼苗干瘪以及萎蔫程度较少，大部分幼苗仍为嫩绿色，而野生型幼苗则有比较明显的变黄、干瘪以及萎蔫，死亡情况比较严重，说明野生型幼苗对干旱胁迫的抵抗力更差（彩图 4-12A）。叶绿素统计结果显示，OE8 和 OE29 转基因株系在干旱处理后叶绿素含量高于野生型，说明 OE8 和 OE29 株系对干旱胁迫有更强的耐受性（彩图 4-12B）。复水 2 d 后，OE8 和 OE29 株系的存活率明显高于野生型（彩图 4-12C）。这些结果说明，异源表达 *CiDREB3* 能够增强拟南芥对于干旱胁迫的耐受性。

附　表
引物序列及其用途

引物名称	引物用途	引物序列
CkDREB1A-F	中间片段克隆	CCGTTTCTTTGTCTAACNCCNCKRTA
CkDREB1A-R		TCTGATGACTAATATGGCNGARGG
CkDREB1B-F	中间片段克隆	ACTCCTCTATAAATTGGRTGNCKNGT
CkDREB1B-R		CTGATGGATAATATGGCNGARGG
CkDREB1C-F	中间片段克隆	AAGCAATAGCAGCAACRTCRTGNGC
CkDREB1C-R		TGATGGCTAATATGGCNGWNGG
CkDREB1D-F	中间片段克隆	CCTCTATAAACTGGATGNCKNGTYTC
CkDREB1D-R		TGAAATGGCTGCTMGNGCNCAYGA
CmDREB1A-F	中间片段克隆	AAGAAGCCNGCNGGGCGGAAGAAGTT
CmDREB1A-R		CCAAGCNGAGTCNGCGAAGTT
CkDREB1A-3′Outer-1	3′RACE 引物	AGGAGGAGGAACTCTGATAAGTGG
CkDREB1A-3′Inner-1		GGAGGAACTCTGATAAGTGGGTGT
CmDREB1A-3′Outer:	3′RACE 引物	TGTATAGGGGTGTGAGGAGGAG
CmDREB1A-3′Inner:		GTGTGAGGAGGAGGAACTCTGATAAG
CkDREB1A-5′Outer-1	5′RACE 引物	ACACCCACTTATCAGAGTTCCTCC
CkDREB1A-5′Outer-2		AGGCGTAGGAAAAGTCCCTAACCA
CkDREB1A-5′Inner-1		CCACTTATCAGAGTTCCTCCTCCT
CkDREB1A-5′Inner-2		GGAAAAGTCCCTAACCAAATCCTG
CmDREB1A-5′Outer	5′RACE 引物	AGGCGTAGGAAAAGTCCCTAACCA
CmDREB1A-5′Inner		GGAAAAGTCCCTAACCAAATCCTG
CkDREB1A-full-F	全长引物	GCggtaccTTAACACATGAACAACCAC
CkDREB1A-full-R		GTggatccCTCTCCATTCTAAAATCCA

续表

引物名称	引物用途	引物序列
CmDREB1A–full–F	全长引物	AGGCGTAGGAAAAGTCCCTAACCA
CmDREB1A–full–R		GGAAAAGTCCCTAACCAAATCCTG
F–CiDREB1C–HA	全长引物	GCgtcgacATGCAGAAAATACAGAAACGAAG
R–CiDREB1C–HA		GCgagctcTCAATGTTCCCATAGAGTCAAGT
F–CiDREB3–HA	全长引物	GCggatccATGACAGTAACAACAACAACAACAA
R–CiDREB3–HA		CGgagctcTCAATCCCAAATGGGTATCTCTA
CkDREB1A–S	探针引物	TCTATCCACATCCCATTTCC
CkDREB1A–A		CTCCACAGTGACACATCAGC
qCkEF1α–F	qRT–PCR	AGAAGGGTGCCAAATGATGAG
qCkEF1α–R		GGAGGGAGAGAGAAAGTCACAGA
qCiEF1α–F	qRT–PCR	TGGGTGGGACATTCTCTGATT
qCiEF1α–R		GCACGGTTCACTTCTTCTTAGC
qAtEF1α–F	qRT–PCR	AGAAGGGTGCCAAATGATGAG
qAtEF1α–R		GGAGGGAGAGAGAAAGTCACAGA
qCiDREB1C–F	qRT–PCR	TCTGGCTTGGAACATTTTCTAACC
qCiDREB1C–R		CCTCACAATCTCCTCCTCACTGG
qCiDREB3–F	qRT–PCR	CAACTGGGGCAAATGGGTA
qCiDREB3–R		TAATGGTGAGAGCGGCGAC
qCiDREB1D–F	qRT–PCR	GGAACCAAACAAGAAGACCAGGA
qCiDREB1D–R		CGCCGAGGACGACTCACTATC
qCiDREB1E–F	qRT–PCR	CCTCAACTTCGCTGACTCGG
qCiDREB1E–R		ACGCTAACGCCA TTATCGCT
qCiDREB1F–F	qRT–PCR	AGGGGTGCTTGAGGGTGATG
qCiDREB1F–R		TCCCAATCCAATGCTCTCTTCA
qCiDREB2C–F	qRT–PCR	GATTACTTGAAGAACTTTTCCACGG
qCiDREB2C–R		TTCCCCTCCTCCATTCCCAG
qCiDREB2D–F	qRT–PCR	GCAAAGGGGTCAAGAAAAGG
qCiDREB2D–R		GAAAGTTCAAACGGGCACAA
qCiDREB3–F	qRT–PCR	CAACTGGGGCAAATGGGTA
qCiDREB3–R		TAATGGTGAGAGCGGCGAC

引物名称	引物用途	引物序列
qCiERF021-F	qRT-PCR	CCCCTATGGATTCTCCTCCTACG
qCiERF021-R		TCCTCCCACTCGTTATCCTCAA
qCiTINY-F	qRT-PCR	TTCAAGCCGCCGCTATCAAAG
qCiTINY-R		GGTCAAAAAACACGAACTCGCTATT
qCiTINY2-F	qRT-PCR	GGCAAATGGGTGTCCGAAA
qCiTINY2-R		GGTGAGCGTAACAGGTGAGGGT
qCiERF008-F	qRT-PCR	GGAAGAAAGCCGCTGAGGTC
qCiERF008-R		CTGTCCCAGTCACAATCCGAAT
qCiERF017-1-F	qRT-PCR	CCGAAATCAGACTACCCAACAGC
qCiERF017-1-R		GCAACATTATCCCCTCCGAAGA
qCiERF017-2-F	qRT-PCR	TCCTCACCATTCCCTTACTCCAC
qCiERF017-2-R		CCGTCCCCATTGTTGTTATCC
qCiERF020-F	qRT-PCR	ATGATAATGTCTCCGAGGTCTGTTC
qCiERF020-R		CGTGAGTTTCTTCTGTTTCTGCC
qCiRAP2-1-F	qRT-PCR	AAGTGGGGAAAGTGGGTTGC
qCiRAP2-1-R		CGTATTGAATCGGCGGACAT
qCiERF054-F	qRT-PCR	ATTGGGGAAAATGGGTGGC
qCiERF054-R		GTGACTTGAAGGAGAAGAAACAGATG
qCiERF061-F	qRT-PCR	GTGGGAACACAAAAAGCGGG
qCiERF061-R		GGAAACTGTCGGCGAAACTGA
qCiERF004-F	qRT-PCR	TGTCGCCCAGGGATAAGAACG
qCiERF004-R		TTCCTCACTCCCCGAAAATGC
qCiERF009-F	qRT-PCR	TTCAGGGGTGTGAGGAAGAGG
qCiERF009-R		AACGGGAAGCGGTCCATAA
qCiRAP2.11-F	qRT-PCR	GAACCTATGACACTCCAGAAGATGC
qCiRAP2.11-R		GAACCTCCAAACTACTCCTACGATG
qCiRAP2.12-F	qRT-PCR	CCTGTGGCAGTCAAAAGGAATG
qCiRAP2.12-R		GAAGGTTCCAAGCCAGACACG
qCiERF1A-F	qRT-PCR	TTTGGACTCTATTCGCCGCC
qCiERF1A-R		CCGACAAGATGCTTTTGGGTG

续表

引物名称	引物用途	引物序列
qCiERF1B-F	qRT-PCR	GAAAACGACCCAGAAGAGATGC
qCiERF1B-R		TGCTTCGGCACTATCAAATGTT
qCiERF002-F	qRT-PCR	ACGCCGCTTTGGCTTACG
qCiERF002-R		CCGACGATGACGACCGCT
qCiERF003-F	qRT-PCR	GCCGACCTTGGGGGAAATA
qCiERF003-R		GCTCTTTGTGCTTTCTGATTGGG
qCiERF005-F	qRT-PCR	AACCGCCTCAACCAACCGT
qCiERF005-R		CGAACCCCTCTGTAGTGCTGCT
qCiERF013-1-F	qRT-PCR	GAGGACGATGCCGACGACA
qCiERF013-1-R		GCCTTCTCCGAACTCCACGAT
qCiERF013-2-F	qRT-PCR	TTTCCCCATTTGATTGGTTCTG
qCiERF013-2-R		CACTGACTCGGCTCATTTTCCT
qCiERF098-F	qRT-PCR	GGTAAGTTTGCGGCAGAGATTC
qCiERF098-R		GCAGAGTGAGGGGCATAGGTAA
qCiERF109-F	qRT-PCR	GCAAGAACTCTCCGTCATCGTC
qCiERF109-R		TCTCTGCCTCACTCCCCTGTAT
qCiERF110-F	qRT-PCR	CAAGAGTAACGGGAGAAATGGGAA
qCiERF110-R		CCTCGCTGCTTTGAATGGGT
qCiERF112-F	qRT-PCR	TGGCTTGGAACATTTGACACAG
qCiERF112-R		TGGCGGGAAAGGAATGAAGT
qCiERF114-1-F	qRT-PCR	TTGTCCTCCTGTTGTTTCGGC
qCiERF114-1-R		CGCTTTCTTCTTGTGATGCTGG
qCiERF114-2-F	qRT-PCR	CCAATGTCTTCATCTTATGGTGCC
qCiERF114-2-R		CAGGTTCTTCTATTTGATTCGGTTC
qCiRAV1-F	qRT-PCR	GAAAACAGTTACGCCGAGTGACG
qCiRAV1-R		CCTGAAGAACCGAACCGCAT
qAtSGR1-F	qRT-PCR	TGGGCAAATAGGCTATACCG
qAtSGR1-R		CCACCGCTTATGTGACAATG
qAtSGR2-F	qRT-PCR	TCCCGGAGTACAACAAGGTC
qAtSGR2-R		TTGCACTCATCAGGACAAGG

引物名称	引物用途	引物序列
qAtSGRL–F	qRT–PCR	TTGCTGAGTGGAAGAAGGTG
qAtSGRL–R		ACCTAAGCTCAGCAGCAACA
qAtEIL1–F	qRT–PCR	GAGAATGGTCAGTGTCCTCACAGC
qAtEIL1–R		GGAACTCCAACGCCCGAT
qAtNYC1–F	qRT–PCR	GTTAACAGACGCGATGGAGA
qAtNYC1–R		GCCTGGAAAAGAGCTAGGTG
qAtORE1–F	qRT–PCR	GTGACCTGCTTCTCCGACCA
qAtORE1–R		GCAACAGCTTCATTAGCGAATAAT
qAtPAO–F	qRT–PCR	CTCTGGTTTGATCGGAATGAT
qAtPAO–R		GAAGCTCGTGCTGTTAAATCC
qAtPPH–F	qRT–PCR	TCTCACGTATTGTGGAGGTC
qAtPPH–R		ATAGCTCTCCACCAGGAGCA
qAtNOL–F	qRT–PCR	TGCAGATGCAAGATGTCAAA
qAtNOL–R		TGGTGTAGGCTTTGATTCCA
qAtRCCR–F	qRT–PCR	CGCCGAAAATTTATGGAGTT
qAtRCCR–R		AGGGAAGGAGTTGTGATTGG
qAtRD29A–F	qRT–PCR	CCGTGACGACGAAGTTACCTAT
qAtRD29A–R		CACCGAACCATCCTTTAATCC
qAtRD29B–F	qRT–PCR	AAGTGAGTTGGGAGGCAGTG
qAtRD29B–R		AAGTTCACAAACAGAGGCATCA
qAtCOR15A–F	qRT–PCR	ACCGCAGATACATTGGGTAAAG
qAtCOR15A–R		CCCTACTTTGTGGCATCCTTAG
qAtCOR47–F	qRT–PCR	GGCTTTCGTTGATTGCATTT
qAtCOR47–R		CACACACAACTTACACAAACTCG
AtKIN1–F	qRT–PCR	CAACAGGCGGGAAAGAGTGTA
AtKIN1–R		TTTGACCCGAATCGCTACTTG
AtKIN2–F	qRT–PCR	GGAAAGAGTATATCGGATGCGG
AtKIN2–R		CACGAAGTTAACACCTCCCACT
CiDREB1C–F	ORF 验证	ATGCAGAAAATACAGAAACGAAG
CiDREB1C–R		TCAATGTTCCCATAGAGTCAAGT

续表

引物名称	引物用途	引物序列
CiDREB3-F	ORF 验证	TAACTCACAATGACAGTAACAACAA
CiDREB3-R		AACACGGTTCAATCCCAAAT

参考文献

韩晗，包旦奇，杨飞芸，等，2016. 中间锦鸡儿 *CiCHIL* 克隆及其黄酮代谢功能研究 [J]. 中国生物工程杂志，36（9）：11-20.

韩晓敏，邢丹丹，杨杞，等，2016. 中间锦鸡儿 CiMYB177 的克隆及表达分析 [J]. 植物生理学报，52（5）：635-644.

李亮，王晓阳，主朋月，等，2016. 大麦根部快速稳定转化体系的建立 [J]. 生物技术，26（5）：487-494.

李娜，杨杞，李国婧，等，2016. 中间锦鸡儿 CibHLH93 基因克隆及表达分析 [J]. 分子植物育种，14（11）：3056-3062.

刘坤，李国婧，杨杞，2022. 参与植物非生物逆境响应的 DREB/CBF 转录因子研究进展 [J]. 生物技术通报，38（5）：201-214.

刘坤，王光霞，王瑞刚，等，2018. 中间锦鸡儿 *CiDREB1C* 基因增强转基因拟南芥抵抗非生物胁迫的能力 [J]. 农业生物技术学报，26（10）：1688-1697.

刘楠，林植芳，2011. 用伊文思蓝染色法检测植物整体叶片的细胞活性 [J]. 植物生理学报，47（6）：570-574.

路静，杨万政，王捷，等，2010. 蒙药锦鸡儿的研究进展 [J]. 中国民族医药杂志，16（4）：56-59.

潘雨，2017. 中间锦鸡儿组织培养体系的建立及其两个 *PP2C* 基因的克隆与表达分析 [D]. 呼和浩特：内蒙古农业大学.

王光霞，2015. 中间锦鸡儿响应脱水胁迫的转录组学研究及部分次生代谢相关基因的表达分析 [D]. 呼和浩特：内蒙古农业大学.

王华忠，陈雅平，陈佩度，2007. 植物瞬间表达系统与功能基因组学研究 [J]. 生物工程学报（3）：367-374.

王兴鹏，张维江，马轶，等，2005. 盐池沙地柠条的蒸腾速率与叶水势关系的初步研究 [J]. 农业科学研究（2）：43-47.

魏丽丽，2013. 过表达柠条锦鸡儿 *CkDREB1* 基因的拟南芥抗旱和抗冷的机理分析 [D]. 呼和浩特：内蒙古农业大学.

吴叶宁，2015. 中间锦鸡儿干旱胁迫下的叶片全长 cDNA 文库构建 [D]. 呼和浩特：内蒙古农业大学.

杨天瑞，李娜，张秀娟，等，2018. 中间锦鸡儿 *CibHLH027* 基因的克隆和功能研究 [J]. 中国生物工程杂志，38（3）：33-40.

杨文斌，任建民，贾翠萍，1997. 柠条抗旱的生理生态与土壤水分关系的研究 [J]. 生态学报（3）：239-244.

伊莉佳，2008. 柠条锦鸡儿 CBF/DREB1 转录因子 cDNA 全长的克隆及生物信息学分析 [D]. 呼和浩特：内蒙古农业大学.

岳荣，2011. 柠条锦鸡儿 *CBF/DREB1* 基因的克隆及其过表达对提高拟南芥抗旱、抗冻能力的影响 [D]. 呼和浩特：内蒙古农业大学.

张飞，2009. 霸王、沙冬青、小叶锦鸡儿 CBF/DREB1 转录因子 cDNA 全长的克隆及生物信息学分析 [D]. 呼和浩特：内蒙古农业大学.

张全如，1983. 巴彦高勒地区几种沙生植物抗热性的初步研究 [J]. 林业科技通讯（8）：22-24.

张烨，2011. 柠条锦鸡儿咖啡酰辅酶 A-O- 甲基转移酶基因 cDNA 和 gDNA 全长克隆及生物信息学分析 [D]. 呼和浩特：内蒙古农业大学.

赵娜，2016. 中间锦鸡儿 *CiPP2C37-like* 基因的克隆与功能分析 [D]. 呼和浩特：内蒙古农业大学.

赵文婷，魏建和，刘晓东，等，2013. 植物瞬时表达技术的主要方法与应用进展 [J]. 生物技术通讯，24（2）：294-300.

祝娟娟，2013. 桑树 *DREB* 基因家族生物信息学分析及功能研究 [D]. 重庆：西南大学.

ACHARD P, GONG F, CHEMINANT S, et al., 2008. The cold-inducible CBF1 factor-dependent signaling pathway modulates the accumulation of the growth-repressing DELLA proteins via its effect on gibberellin metabolism[J]. Plant Cell, 20（8）: 2117-2129.

AGARWAL G, GARG V, KUDAPA H, et al., 2016. Genome-wide dissection of AP2/ERF and HSP90 gene families in five legumes and expression profiles in chickpea and pigeonpea[J]. Plant Biotechnol J, 14（7）: 1563-1577.

AGARWAL P K, AGARWAL P, REDDY M K, et al., 2006. Role of DREB transcription factors in abiotic and biotic stress tolerance in plants[J]. Plant Cell Rep, 25（12）: 1263-1274.

AGARWAL P K, GUPTA K, LOPATO S, et al., 2017. Dehydration responsive element binding transcription factors and their applications for the engineering of stress tolerance[J]. J Exp Bot, 68（9）: 2135-2148.

ALLEN M D, YAMASAKI K, OHME-TAKAGI M, et al., 1998. A novel mode of DNA recognition by a beta-sheet revealed by the solution structure of the GCC-box binding domain in complex with

DNA[J]. EMBO J, 17 (18): 5484–5496.

AMALRAJ A, LUANG S, KUMAR M Y, et al., 2016. Change of function of the wheat stress-responsive transcriptional repressor TaRAP2. 1L by repressor motif modification[J]. Plant Biotechnol J, 14 (2): 820–832.

AN D, MA Q, WANG H, et al., 2017. Cassava C–repeat binding factor 1 gene responds to low temperature and enhances cold tolerance when overexpressed in Arabidopsis and cassava[J]. Plant Mol Biol, 94 (1–2): 109–124.

AZZEME A M, ABDULLAH S N A, AZIZ M A, et al., 2017. Oil palm drought inducible DREB1 induced expression of DRE/CRT– and non–DRE/CRT–containing genes in lowland transgenic tomato under cold and PEG treatments[J]. Plant Physiol Biochem, 112: 129–151.

BAILEY T L, JOHNSON J, GRANT C E, et al., 2015. The MEME Suite[J]. Nucleic Acids Res, 43 (W1): 39–49.

BOND D M, ALBERT N W, LEE R H, et al., 2016. Infiltration–RNAseq: transcriptome profiling of Agrobacterium–mediated infiltration of transcription factors to discover gene function and expression networks in plants[J]. Plant Methods, 12: 41.

BOUAZIZ D, PIRRELLO J, BEN AMOR H, et al., 2012. Ectopic expression of dehydration responsive element binding proteins (StDREB2) confers higher tolerance to salt stress in potato[J]. Plant Physiol Biochem, 60: 98–108.

BOUAZIZ D, PIRRELLO J, CHARFEDDINE M, et al., 2013. Over expression of StDREB1 transcription factor increases tolerance to salt in transgenic potato plants[J]. Mol Biotechnol, 54 (3): 803–817.

CAARLS L, VAN DER DOES D, HICKMAN R, et al., 2017. Assessing the role of ethylene response factor transcriptional repressors in salicylic acid–mediated suppression of jasmonic acid–responsive genes[J]. Plant Cell Physiol, 58 (2): 266–278.

CHEN H Y, HSIEH E J, CHENG M C, et al., 2016. ORA47 (octadecanoid–responsive AP2/ERF–domain transcription factor 47) regulates jasmonic acid and abscisic acid biosynthesis and signaling through binding to a novel cis–element[J]. New Phytol, 211 (2): 599–613.

CHEN H, LIU L, WANG L, et al., 2016. VrDREB2A, a DREB–binding transcription factor from Vigna radiata, increased drought and high–salt tolerance in transgenic Arabidopsis thaliana[J]. J Plant Res, 129 (2): 263–273.

CHEN J R, LÜ J J, WANG T X, et al., 2009. Activation of a DRE–binding transcription factor from Medicago truncatula by deleting a Ser/Thr–rich region[J]. In Vitro Cellular & Developmental Biology Plant, 45 (1): 1–11.

CHEN J, XIA X, YIN W, 2009. Expression profiling and functional characterization of a DREB2–type gene from Populus euphratica[J]. Biochem Biophys Res Commun, 378 (3): 483–487.

CHEN L, HAN J, DENG X, et al., 2016. Expansion and stress responses of AP2/EREBP superfamily in Brachypodium distachyon[J]. Sci Rep, 6: 21623.

CHEN M, XU Z, XIA L, et al., 2009. Cold-induced modulation and functional analyses of the DRE-binding transcription factor gene, GmDREB3, in soybean (*Glycine max* L.) [J]. J Exp Bot, 60 (1): 121–135.

CHINNUSAMY V, OHTA M, KANRAR S, et al., 2003. ICE1: a regulator of cold-induced transcriptome and freezing tolerance in Arabidopsis[J]. Genes Dev, 17 (8): 1043–1054.

CHINNUSAMY V, ZHU J, ZHU J K, 2007. Cold stress regulation of gene expression in plants[J]. Trends Plant Sci, 12 (10): 444–451.

CHRISTOU P, 1997. Rice transformation: bombardment[J]. Plant Mol Biol, 35 (1–2): 197–203.

CHUNG M Y, VREBALOV J, ALBA R, et al., 2010. A tomato (Solanum lycopersicum)APETALA2/ERF gene, SlAP2a, is a negative regulator of fruit ripening[J]. Plant J, 64 (6): 936–947.

COMBET C, BLANCHET C, GEOURJON C, et al., 2000. NPS@: network protein sequence analysis[J]. Trends Biochem Sci, 25 (3): 147–150.

CUI L, FENG K, WANG M, et al., 2016. Genome-wide identification, phylogeny and expression analysis of AP2/ERF transcription factors family in Brachypodium distachyon[J]. BMC Genomics, 17 (1): 636.

DING Y, ZHAO J, NIE Y, et al., 2016. Salicylic-acid-induced chilling- and oxidative-stress tolerance in relation to gibberellin homeostasis, C-repeat/dehydration-responsive element binding factor pathway, and antioxidant enzyme systems in cold-stored tomato fruit[J]. J Agric Food Chem, 64 (43): 8200–8206.

DUBOUZET J G, SAKUMA Y, ITO Y, et al., 2003. OsDREB genes in rice, *Oryza sativa* L., encode transcription activators that function in drought, high salt and cold responsive gene expression[J]. Plant J, 33 (4): 751–763.

EINI O, YANG N, PYVOVARENKO T, et al., 2013. Complex regulation by Apetala2 domain-containing transcription factors revealed through analysis of the stress-responsive TdCor410b promoter from durum wheat[J]. PLoS One, 8 (3): e58713.

ELLIOTT R C, BETZNER A S, HUTTNER E, et al., 1996. AINTEGUMENTA, an APETALA2-like gene of Arabidopsis with pleiotropic roles in ovule development and floral organ growth[J]. Plant Cell, 8 (2): 155–168.

ENDRICK G, HÉLÈNE B, YOANN A, et al., 2016. Optimization of agroinfiltration in pisum sativum provides a new tool for studying the salivary protein functions in the pea aphid complex[J]. Front Plant Sci, 7: e5812.

FIGUEROA-YANEZ L, PEREIRA-SANTANA A, ARROYO-HERRERA A, et al., 2016. RAP2. 4a is transported through the phloem to regulate cold and heat tolerance in papaya tree (*Carica papaya* cv. Maradol): implications for protection against abiotic stress[J]. PLoS One, 11 (10): e0165030.

FOWLER S, THOMASHOW M F, 2002. Arabidopsis transcriptome profiling indicates that multiple regulatory pathways are activated during cold acclimation in addition to the CBF cold response pathway[J]. Plant Cell, 14 (8): 1675–1690.

GILMOUR S J, FOWLER S G, Thomashow M F, 2004. Arabidopsis transcriptional activators CBF1, CBF2, and CBF3 have matching functional activities[J]. Plant Mol Biol, 54 (5): 767–781.

GILMOUR S J, ZARKA D G, STOCKINGER E J, et al., 1998. Low temperature regulation of the Arabidopsis CBF family of AP2 transcriptional activators as an early step in cold–induced COR gene expression[J]. Plant J, 16 (4): 433–442.

GIRI M K, SWAIN S, GAUTAM J K, et al., 2014. The Arabidopsis thaliana At4g13040 gene, a unique member of the AP2/EREBP family, is a positive regulator for salicylic acid accumulation and basal defense against bacterial pathogens[J]. J Plant Physiol, 171 (10): 860–867.

GUTHA L R, REDDY A R, 2008. Rice DREB1B promoter shows distinct stress–specific responses, and the overexpression of cDNA in tobacco confers improved abiotic and biotic stress tolerance[J]. Plant Mol Biol, 68 (6): 533–555.

HAAKE V, COOK D, RIECHMANN J L, et al., 2002. Transcription factor CBF4 is a regulator of drought adaptation in Arabidopsis[J]. Plant Physiol, 130 (2): 639–648.

HAN X, FENG Z, XING D, et al., 2015. Two NAC transcription factors from Caragana intermedia altered salt tolerance of the transgenic Arabidopsis[J]. BMC Plant Biol, 15: 208.

HONG J P, KIM W T, 2005. Isolation and functional characterization of the Ca–DREBLP1 gene encoding a dehydration–responsive element binding–factor–like protein 1 in hot pepper (*Capsicum annuum* L. cv. Pukang)[J]. Planta, 220 (6): 875–888.

HUA J, 2016. Defining roles of tandemly arrayed *CBF* genes in freezing tolerance with new genome editing tools[J]. New Phytol, 212 (2): 301–302.

HUANG B, LIU J Y, 2006. Cloning and functional analysis of the novel gene GhDBP3 encoding a DRE–binding transcription factor from Gossypium hirsutum[J]. Biochim Biophys Acta, 1759 (6): 263–269.

HUANG X, ZHANG X, GONG Z, et al., 2017. ABI4 represses the expression of type–A ARRs to inhibit seed germination in Arabidopsis[J]. Plant J, 89 (2): 354–365.

HUANG Z, ZHONG X J, HE J, et al., 2016. Identification and characterization of AP2/ERF transcription factors in moso bamboo (*Phyllostachys edulis*)[J]. Mol Biol (Mosk), 50 (5): 785–796.

IMIN N, NIZAMIDIN M, WU T, et al., 2007. Factors involved in root formation in Medicago truncatula[J]. J Exp Bot, 58（3）：439–451.

JAGLO K R, KLEFF S, AMUNDSEN K L, et al., 2001. Components of the Arabidopsis C–repeat/dehydration–responsive element binding factor cold–response pathway are conserved in Brassica napus and other plant species[J]. Plant Physiol, 127（3）：910–917.

JIA Y, DING Y, SHI Y, et al., 2016. The cbfs triple mutants reveal the essential functions of CBFs in cold acclimation and allow the definition of CBF regulons in Arabidopsis[J]. New Phytol, 212（2）：345–353.

JIN R, KIM B H, JI C Y, et al., 2017. Overexpressing IbCBF3 increases low temperature and drought stress tolerance in transgenic sweetpotato[J]. Plant Physiol Biochem, 118：45–54.

JOFUKU K D, DEN BOER B G, VAN MONTAGU M, et al., 1994. Control of Arabidopsis flower and seed development by the homeotic gene APETALA2[J]. Plant Cell, 6（9）：1211–1225.

KAWAHARADA Y, JAMES E K, KELLY S, et al., 2017. The ethylene responsive factor required for nodulation 1（ERN1）transcription factor is required for infection–thread formation in lotus japonicus[J]. Mol Plant Microbe Interact, 30（3）：194–204.

KERCHEV P I, PELLNY T K, VIVANCOS P D, et al., 2011. The transcription factor ABI4 is required for the ascorbic acid–dependent regulation of growth and regulation of jasmonate–dependent defense signaling pathways in Arabidopsis[J]. Plant Cell, 23（9）：3319–3334.

KIMURA M, CUTLER S, ISOBE S, 2015. A novel phenolic compound, chloroxynil, improves agrobacterium–mediated transient transformation in lotus japonicus[J]. PLoS One, 10（7）：e0131626.

KING J L, FINER J J, MCHALE L K, 2015. Development and optimization of agroinfiltration for soybean[J]. Plant Cell Rep, 34（1）：133–140.

KITOMI Y, ITO H, HOBO T, et al., 2011. The auxin responsive AP2/ERF transcription factor CROWN ROOTLESS5 is involved in crown root initiation in rice through the induction of OsRR1, a type–A response regulator of cytokinin signaling[J]. Plant J, 67（3）：472–484.

KULKARNI M, SOOLANAYAKANAHALLY R, OGAWA S, et al., 2017. Drought response in wheat：key genes and regulatory mechanisms controlling root system architecture and transpiration efficiency[J]. Front Chem, 5：106.

LATA C, PRASAD M, 2011. Role of DREBs in regulation of abiotic stress responses in plants[J]. J Exp Bot, 62（14）：4731–4748.

LEE D K, YOON S, KIM Y S, et al., 2017. Rice OsERF71–mediated root modification affects shoot drought tolerance[J]. Plant Signal Behav, 12（1）：e1268311.

LEE S J, KANG J Y, PARK H J, et al., 2010. DREB2C interacts with ABF2, a bZIP protein regulating abscisic acid–responsive gene expression, and its overexpression affects abscisic acid sensitivity[J]. Plant Physiol, 153（2）：716–727.

LI M Y, XU Z S, HUANG Y, et al., 2015. Genome-wide analysis of AP2/ERF transcription factors in carrot (*Daucus carota* L.) reveals evolution and expression profiles under abiotic stress[J]. Mol Genet Genomics, 290 (6): 2049-2061.

Li S, Zhao Q, Zhu D, et al., 2018. A DREB-like transcription factor from maize (*Zea mays*), ZmDREB4. 1, plays a negative role in plant growth and development[J]. Front Plant Sci, 9: 395.

LIAO X, GUO X, WANG Q, et al., 2017. Overexpression of MsDREB6. 2 results in cytokinin-deficient developmental phenotypes and enhances drought tolerance in transgenic apple plants[J]. Plant J, 89 (3): 510-526.

LICAUSI F, OHME-TAKAGI M, PERATA P, 2013. APETALA2/Ethylene responsive factor (AP2/ERF) transcription factors: mediators of stress responses and developmental programs[J]. New Phytol, 199 (3): 639-649.

LIU Q, KASUGA M, SAKUMA Y, et al., 1998. Two transcription factors, DREB1 and DREB2, with an EREBP/AP2 DNA binding domain separate two cellular signal transduction pathways in drought and low-temperature-responsive gene expression, respectively, in Arabidopsis[J]. Plant Cell, 10 (8): 1391-1406.

LIU W, LI Q, WANG Y, et al., 2017. Ethylene response factor AtERF72 negatively regulates Arabidopsis thaliana response to iron deficiency[J]. Biochem Biophys Res Commun, 491 (3): 862-868.

LIU X Q, LIU C Y, GUO Q, et al., 2015. Mulberry transcription factor MnDREB4A confers tolerance to multiple abiotic stresses in transgenic tobacco[J]. PLoS One, 10 (12): e0145619.

LIU Z, KONG L, ZHANG M, et al., 2013. Genome-wide identification, phylogeny, evolution and expression patterns of AP2/ERF genes and cytokinin response factors in *Brassica rapa* ssp. pekinensis[J]. PLoS One, 8 (12): e83444.

LU J, BAI M, REN H, et al., 2017. An efficient transient expression system for gene function analysis in rose[J]. Plant Methods, 13: 116.

MA L, HU L, FAN J, et al., 2017. Cotton *GhERF38* gene is involved in plant response to salt/drought and ABA[J]. Ecotoxicology, 26 (6): 841-854.

MAES T, VAN DE STEENE N, ZETHOF J, et al., 2001. Petunia Ap2-like genes and their role in flower and seed development[J]. Plant Cell, 13 (2): 229-244.

MAGNANI E, SJOLANDER K, HAKE S, 2004. From endonucleases to transcription factors: evolution of the AP2 DNA binding domain in plants[J]. Plant Cell, 16 (9): 2265-2277.

MAGOME H, YAMAGUCHI S, HANADA A, et al., 2004. dwarf and delayed-flowering 1, a novel Arabidopsis mutant deficient in gibberellin biosynthesis because of overexpression of a putative AP2 transcription factor[J]. Plant J, 37 (5): 720-729.

MARCHLER-BAUER A, BO Y, HAN L, et al., 2017. CDD/SPARCLE: functional classification of proteins via subfamily domain architectures[J]. Nucleic Acids Res, 45（D1）: D200–D203.

MATSUKURA S, MIZOI J, YOSHIDA T, et al., 2010. Comprehensive analysis of rice DREB2–type genes that encode transcription factors involved in the expression of abiotic stress–responsive genes[J]. Mol Genet Genomics, 283（2）: 185–196.

MEDINA J, BARGUES M, TEROL J, et al., 1999. The Arabidopsis CBF gene family is composed of three genes encoding AP2 domain–containing proteins whose expression is regulated by low temperature but not by abscisic acid or dehydration[J]. Plant Physiol, 119（2）: 463–470.

MIZOI J, OHORI T, MORIWAKI T, et al., 2013. GmDREB2A; 2, a canonical dehydration–responsive element–binding protein2–type transcription factor in soybean, is posttranslationally regulated and mediates dehydration–responsive element–dependent gene expression[J]. Plant Physiol, 161（1）: 346–361.

MOCHIDA K, YOSHIDA T, SAKURAI T, et al., 2011. In silico analysis of transcription factor repertoires and prediction of stress–responsive transcription factors from six major gramineae plants[J]. DNA Res, 18（5）: 321–332.

NAKAI K, HORTON P, 1999. PSORT: a program for detecting sorting signals in proteins and predicting their subcellular localization[J]. Trends Biochem Sci, 24（1）: 34–36.

NAKANO T, SUZUKI K, FUJIMURA T, et al., 2006. Genome–wide analysis of the *ERF* gene family in Arabidopsis and rice[J]. Plant Physiol, 140（2）: 411–432.

NANJAREDDY K, ARTHIKALA M K, BLANCO L, et al., 2016. Protoplast isolation, transient transformation of leaf mesophyll protoplasts and improved Agrobacterium–mediated leaf disc infiltration of Phaseolus vulgaris: tools for rapid gene expression analysis[J]. BMC Biotechnol, 16（1）: 53.

NEWELL C A, 2000. Plant transformation technology[J]. Mol Biotechnol, 16（1）: 53–65.

NIE J, WEN C, XI L, et al., 2018. The AP2/ERF transcription factor CmERF053 of chrysanthemum positively regulates shoot branching, lateral root, and drought tolerance[J]. Plant Cell Rep, 37（7）: 1049–1060.

NOVILLO F, ALONSO J M, ECKER J R, et al., 2004. CBF2/DREB1C is a negative regulator of CBF1/DREB1B and CBF3/DREB1A expression and plays a central role in stress tolerance in Arabidopsis[J]. Proc Natl Acad Sci U S A, 101（11）: 3985–3990.

NOVILLO F, MEDINA J, SALINAS J, 2007. Arabidopsis CBF1 and CBF3 have a different function than CBF2 in cold acclimation and define different gene classes in the CBF regulon[J]. Proc Natl Acad Sci U S A, 104（52）: 21002–21007.

OHME-TAKAGI M, SHINSHI H, 1995. Ethylene–inducible DNA binding proteins that interact with an ethylene–responsive element[J]. Plant Cell, 7（2）: 173–182.

OKAMURO J K, CASTER B, VILLARROEL R, et al., 1997. The AP2 domain of APETALA2 defines a large new family of DNA binding proteins in Arabidopsis[J]. Proc Natl Acad Sci U S A, 94（13）: 7076–7081.

PENFIELD S, LI Y, GILDAY A D, et al., 2006. Arabidopsis ABA INSENSITIVE4 regulates lipid mobilization in the embryo and reveals repression of seed germination by the endosperm[J]. Plant Cell, 18（8）: 1887–1899.

PRE M, ATALLAH M, CHAMPION A, et al., 2008. The AP2/ERF domain transcription factor ORA59 integrates jasmonic acid and ethylene signals in plant defense[J]. Plant Physiol, 147（3）: 1347–1357.

QIN F, SAKUMA Y, TRAN L S, et al., 2008. Arabidopsis DREB2A–interacting proteins function as RING E3 ligases and negatively regulate plant drought stress–responsive gene expression[J]. Plant Cell, 20（6）: 1693–1707.

REN J, WEN L, GAO X, et al., 2009. DOG 1. 0: illustrator of protein domain structures[J]. Cell Res, 19（2）: 271–273.

ROGERS S, WELLS R, RECHSTEINER M, 1986. Amino acid sequences common to rapidly degraded proteins: the PEST hypothesis[J]. Science, 234（4774）: 364–368.

RUSSO P, PRIMIANI V M, CERRI G, et al., 2011. Overexpression of the CBF2 transcriptional activator enhances oxidative stress tolerance in arabidopsis plants[J]. International Journal of Biology, 3（2）: 9671–1916.

SAHI S V, CHILTON M D, CHILTON W S, 1990. Corn metabolites affect growth and virulence of Agrobacterium tumefaciens[J]. Proc Natl Acad Sci U S A, 87（10）: 3879–3883.

SAKUMA Y, LIU Q, DUBOUZET J G, et al., 2002. DNA–binding specificity of the ERF/AP2 domain of Arabidopsis DREBs, transcription factors involved in dehydration– and cold–inducible gene expression[J]. Biochem Biophys Res Commun, 290（3）: 998–1009.

SAKUMA Y, MARUYAMA K, OSAKABE Y, et al., 2006. Functional analysis of an Arabidopsis transcription factor, DREB2A, involved in drought–responsive gene expression[J]. Plant Cell, 18（5）: 1292–1309.

SAKURABA Y, JEONG J, KANG M Y, et al., 2014. Phytochrome–interacting transcription factors PIF4 and PIF5 induce leaf senescence in Arabidopsis[J]. Nat Commun, 5: 4636.

SALMERON A, JANZEN J, SONEJI Y, et al., 2001. Direct phosphorylation of NF–kappaB1 p105 by the IkappaB kinase complex on serine 927 is essential for signal–induced p105 proteolysis[J]. J Biol Chem, 276（25）: 22215–22222.

SCHÖB H, KUNZ C, JR F M, 1997. Silencing of transgenes introduced into leaves by agroinfiltration: a simple, rapid method for investigating sequence requirements for gene silencing[J]. Molecular & General Genetics Mgg, 256（5）: 581–585.

SEKI M, NARUSAKA M, ABE H, et al., 2001. Monitoring the expression pattern of 1300

Arabidopsis genes under drought and cold stresses by using a full–length cDNA microarray[J]. Plant Cell, 13（1）: 61–72.

SHARABI-SCHWAGER M, LERS A, SAMACH A, et al., 2010. Overexpression of the CBF2 transcriptional activator in Arabidopsis delays leaf senescence and extends plant longevity[J]. J Exp Bot, 61（1）: 261–273.

SHARABI-SCHWAGER M, LERS A, SAMACH A, et al., 2010. Overexpression of the CBF2 transcriptional activator in Arabidopsis delays leaf senescence and extends plant longevity[J]. J Exp Bot, 61（1）: 261–273.

SHARABI-SCHWAGER M, SAMACH A, PORAT R, 2010. Overexpression of the CBF2 transcriptional activator in Arabidopsis counteracts hormone activation of leaf senescence[J]. Plant Signal Behav, 5（3）: 296–299.

SHARONI A M, NURUZZAMAN M, SATOH K, et al., 2011. Gene structures, classification and expression models of the AP2/EREBP transcription factor family in rice[J]. Plant Cell Physiol, 52（2）: 344–360.

SHI S Q, SHI Z, JIANG Z P, et al., 2010. Effects of exogenous GABA on gene expression of Caragana intermedia roots under NaCl stress: regulatory roles for H_2O_2 and ethylene production[J]. Plant Cell Environ, 33（2）: 149–162.

SHI Y, DING Y, YANG S, 2018. Molecular Regulation of CBF Signaling in Cold Acclimation[J]. Trends Plant Sci, 23（7）: 623–637.

SHKOLNIK-INBAR D, BAR-ZVI D, 2010. ABI4 mediates abscisic acid and cytokinin inhibition of lateral root formation by reducing polar auxin transport in Arabidopsis[J]. Plant Cell, 22（11）: 3560–3573.

SHU K, ZHOU W, YANG W, 2018. APETALA 2–domain–containing transcription factors: focusing on abscisic acid and gibberellins antagonism[J]. New Phytol, 217（3）: 977–983.

SHU Y, LIU Y, ZHANG J, et al., 2015. Genome–wide analysis of the AP2/ERF superfamily genes and their responses to abiotic stress in medicago truncatula[J]. Front Plant Sci, 6: 1247.

SODERMAN E M, BROCARD I M, LYNCH T J, et al., 2000. Regulation and function of the Arabidopsis ABA–insensitive4 gene in seed and abscisic acid response signaling networks[J]. Plant Physiol, 124（4）: 1752–1765.

SONG X, LI Y, HOU X, 2013. Genome–wide analysis of the AP2/ERF transcription factor superfamily in Chinese cabbage（*Brassica rapa* ssp. pekinensis）[J]. BMC Genomics, 14: 573.

SUN S, YU J P, CHEN F, et al., 2008. TINY, a dehydration–responsive element（DRE）–binding protein–like transcription factor connecting the DRE– and ethylene–responsive element–mediated signaling pathways in Arabidopsis[J]. J Biol Chem, 283（10）: 6261–6271.

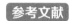

TAMURA K, STECHER G, PETERSON D, et al., 2013. MEGA6: molecular evolutionary genetics analysis version 6. 0[J]. Mol Biol Evol, 30 (12): 2725–2729.

TRICK H N, FINER J J, 1997. SAAT: sonication–assisted agrobacterium–mediated transformation[J]. Transgenic Res, 6 (5): 329–336.

UPADHYAY R K, GUPTA A, SONI D, et al., 2017. Ectopic expression of a tomato DREB gene affects several ABA processes and influences plant growth and root architecture in an age–dependent manner[J]. J Plant Physiol, 214: 97–107.

WAN Y, MAO M, WAN D, et al., 2018. Identification of the WRKY gene family and functional analysis of two genes in Caragana intermedia[J]. BMC Plant Biol, 18 (1): 31.

WEI G, PAN Y, LEI J, et al., 2005. Molecular cloning, phylogenetic analysis, expressional profiling and in vitro studies of TINY2 from Arabidopsis thaliana[J]. J Biochem Mol Biol, 38 (4): 440–446.

WEI T, DENG K, ZHANG Q, et al., 2017. Modulating AtDREB1C expression improves drought tolerance in salvia miltiorrhiza[J]. Front Plant Sci, 8: 52.

WEN W, XIE Z, YU G, et al., 2018. Switchgrass PvDREB1C plays opposite roles in plant cold and salt tolerance in transgenic tobacco[J]. Hereditas, 155: 15.

WILSON K, LONG D, SWINBURNE J, et al., 1996. A Dissociation insertion causes a semidominant mutation that increases expression of TINY, an Arabidopsis gene related to APETALA2[J]. Plant Cell, 8 (4): 659–671.

WU H, LV H, LI L, et al., 2015. Genome–wide analysis of the AP2/ERF transcription factors family and the expression patterns of DREB genes in moso bamboo (*Phyllostachys edulis*) [J]. PLoS One, 10 (5): e0126657.

WU J, FOLTA K M, XIE Y, et al., 2017. Overexpression of Muscadinia rotundifolia CBF2 gene enhances biotic and abiotic stress tolerance in Arabidopsis[J]. Protoplasma, 254 (1): 239–251.

XIE R, PAN X, ZHANG J, et al., 2018. Effect of salt–stress on gene expression in citrus roots revealed by RNA–seq[J]. Funct Integr Genomics, 18 (2): 155–173.

XIONG Y, FEI S Z, 2006. Functional and phylogenetic analysis of a DREB/CBF–like gene in perennial ryegrass (*Lolium perenne* L.) [J]. Planta, 224 (4): 878–888.

XUE G P, 2002. Characterisation of the DNA–binding profile of barley HvCBF1 using an enzymatic method for rapid, quantitative and high–throughput analysis of the DNA–binding activity[J]. Nucleic Acids Res, 30 (15): e77.

YANG G, YU L, ZHANG K, et al., 2017. A ThDREB gene from Tamarix hispida improved the salt and drought tolerance of transgenic tobacco and T hispida[J]. Plant Physiol Biochem, 113: 187–197.

YOU J, CHAN Z, 2015. ROS Regulation during abiotic stress responses in crop plants[J]. Front Plant Sci, 6: 1092.

YU Y, DUAN X, DING X, et al., 2017. A novel AP2/ERF family transcription factor from Glycine soja, GsERF71, is a DNA binding protein that positively regulates alkaline stress tolerance in Arabidopsis[J]. Plant Mol Biol, 94（4-5）: 509-530.

YU Y, LIU A, DUAN X, et al., 2016. GsERF6, an ethylene-responsive factor from Glycine soja, mediates the regulation of plant bicarbonate tolerance in Arabidopsis[J]. Planta, 244（3）: 681-698.

ZHANG G, CHEN M, CHEN X, et al., 2008. Phylogeny, gene structures, and expression patterns of the ERF gene family in soybean（ *Glycine max* L.）[J]. J Exp Bot, 59（15）: 4095-4107.

ZHANG H, HUANG L, DAI Y, et al., 2015. Arabidopsis AtERF15 positively regulates immunity against Pseudomonas syringae pv. tomato DC3000 and Botrytis cinerea[J]. Front Plant Sci, 6: 686.

ZHAO C, ZHANG Z, XIE S, et al., 2016. Mutational evidence for the critical role of CBF transcription factors in cold acclimation in arabidopsis[J]. Plant Physiol, 171（4）: 2744-2759.

ZHAO K, GUO X, LIAO X, et al., 2015. Arabidopsis plants overexpressing the MsDREB2C exhibit increased susceptibility to alternaria mali infection[J]. Journal of Plant Growth Regulation, 34（1）: 78-87.

ZHAO K, SHEN X, YUAN H, et al., 2013. Isolation and characterization of dehydration-responsive element-binding factor 2C（MsDREB2C）from Malus sieversii Roem[J]. Plant Cell Physiol, 54（9）: 1415-1430.

ZHOU M L, MA J T, PANG J F, et al., 2010. Regulation of plant stress response by dehydration responsive element binding（DREB）transcription factors[J]. African Journal of Biotechnology, 9（54）: 9255-9269.

ZHOU X, ZHANG Z L, PARK J, et al., 2016. The ERF11 transcription factor promotes internode elongation by activating gibberellin biosynthesis and signaling[J]. Plant Physiol, 171（4）: 2760-2770.

ZWACK P J, ROBINSON B R, RISLEY M G, et al., 2013. Cytokinin response factor 6 negatively regulates leaf senescence and is induced in response to cytokinin and numerous abiotic stresses[J]. Plant Cell Physiol, 54（6）: 971-981.

致　谢

　　感谢王瑞刚、李国婧两位导师在本书撰写与修改过程中提出的宝贵意见与建议，感谢杨杞老师参与本书的撰写工作，感谢杨飞芸老师在撰写过程中给予的指导与帮助，同时感谢伊莉佳、张飞、岳荣、魏丽丽等几位参著人员对书稿的认真修订。感谢内蒙古自治区旱寒区植物逆境适应与遗传修饰改良重点实验室提供的实验条件，感谢内蒙古自治区重点研发和成果转化计划（科技合作）项目（2023KJHZ0013）、内蒙古自治区重点实验室建设项目、内蒙古自治区科技计划项目（2022YFHH0022）、内蒙古自治区自然科学基金（2022QN03013）、内蒙古自治区直属高校基本科研业务费（BR220502）、内蒙古自治区高校科学研究项目（NJZY22512）等项目的资助。

彩 图

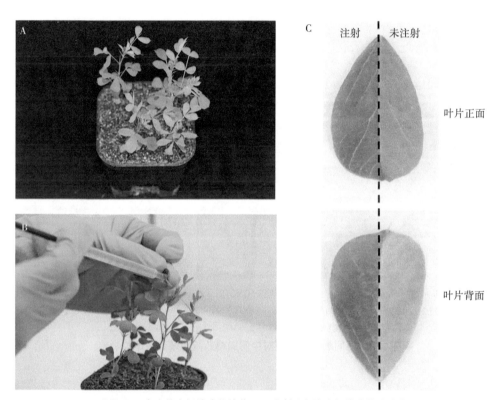

A. 生长 20 d 大小的中间锦鸡儿幼苗；B. 注射法侵染中间锦鸡儿叶片背面；
C. 注射前和注射后的叶片。

彩图 2-1 注射法侵染中间锦鸡儿叶片

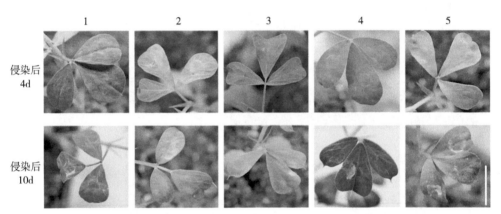

1. 侵染培养基 +GV3101（阴性对照）；2. 侵染培养基 +GV3101（pCambia1305.2）；3. 侵染培养基 +GV3101（pCambia1305.2）+0.01%Silwet L-77；4. 侵染培养基 +GV3101（pCambia1305.2）+0.01%Tween-20；5. 侵染培养基 +GV3101（pCambia1305.2）+0.01%Triton X-100；bar=1cm。

彩图 2-2　不同表面活性剂对中间锦鸡儿瞬时表达效率的影响

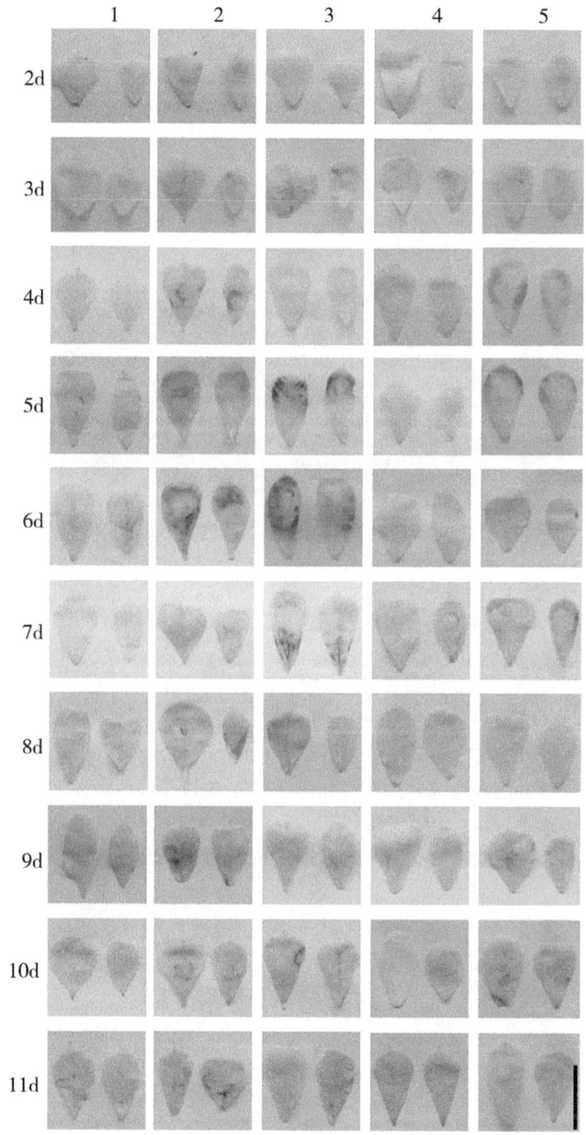

1. 侵染培养基 +GV3101（阴性对照）；2. 侵染培养基 +GV3101（pCambia1305.2）；3. 侵染培养基 +GV3101（pCambia1305.2）+0.01%Silwet L-77；4. 侵染培养基 +GV3101（pCambia1305.2）+0.01%Tween-20；5. 侵染培养基 +GV3101（pCambia1305.2）+0.01%TritonX-100；bar=1cm。

彩图 2-3　不同表面活性剂侵染后叶片 GUS 染色结果

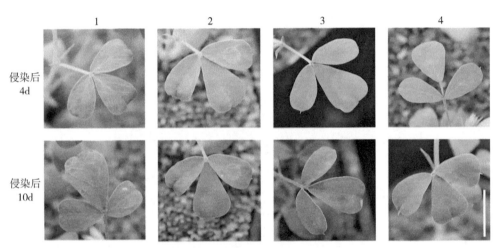

1. 侵染培养基 +GV3101（阴性对照）；2. 侵染培养基 +GV3101（pCambia1305.2）+0.001%Silwet L-77；
3. 侵染培养基 +GV3101（pCambia1305.2）+0.005%Silwet L-77；4. 侵染培养基 +GV3101（pCambia1305.2）+
0.01%Silwet L-77；bar=1cm。

彩图 2-4　不同 Silwet L-77 浓度对中间锦鸡儿瞬时表达效率的影响

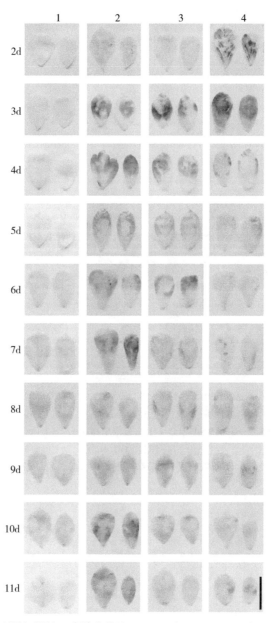

1. 侵染培养基 +GV3101（阴性对照）；2. 侵染培养基 +GV3101（pCambia1305.2）+0.001%Silwet L–77；3. 侵染培养基 + GV3101（pCambia1305.2）+0.005%Silwet L–77；4. 侵染培养基 +GV3101（pCambia1305.2）+ 0.01%Silwet L–77；bar=1cm。

彩图 2–5　不同 Silwet L–77 浓度侵染后叶片 GUS 染色结果

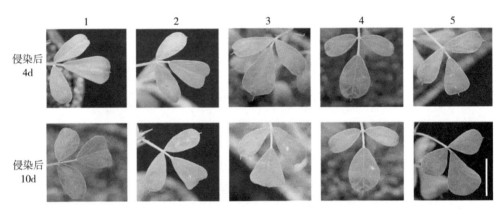

1. 侵染培养基 +GV3101（pCambia1305.2）+0.001%Silwet L–77；2. 侵染培养基 +EHA105（pCambia1305.2）+ 0.001%Silwet L–77；3. 侵染培养基 +EHA101（pCambia1305.2）+0.001%Silwet L–77；4. 侵染培养基 + LBA4404（pCambia1305.2）+0.001%Silwet L–77；5. 侵染培养基 +AGL1（pCambia1305.2）+0.001%Silwet L–77；bar=1cm。

彩图 2–6　不同农杆菌菌株对中间锦鸡儿瞬时表达效率的影响

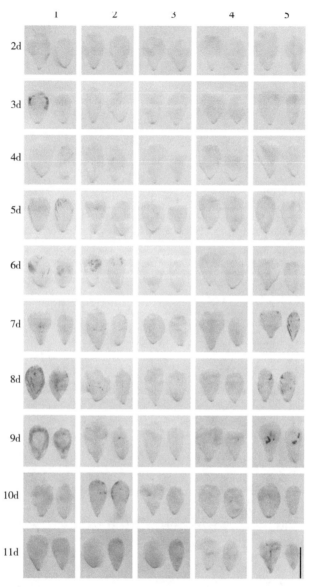

1. 侵染培养基 +GV3101（pCambia1305.2）+0.001%Silwet L-77；2. 侵染培养基 +EHA105（pCambia1305.2）+ 0.001%Silwet L-77；3. 侵染培养基 +EHA101（pCambia1305.2）+0.001%Silwet L-77；4. 侵染培养基 + LBA4404（pCambia1305.2）+0.001%Silwet L-77；5. 侵染培养基 +AGL1（pCambia1305.2）+0.001%Silwet L-77；bar=1cm。

彩图 2-7　不同农杆菌菌株侵染后叶片 GUS 染色结果

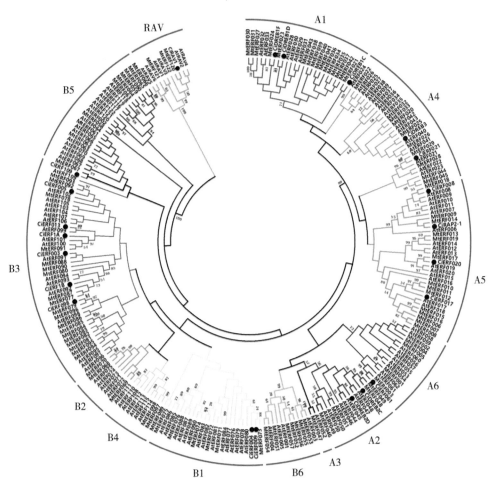

A1 ～ A6. DREB 亚家族；B1 ～ B6. ERF 亚家族；RAV. RAV 亚家族；黑圆圈代表中间锦鸡儿蛋白。

彩图 3-1　中间锦鸡儿、蒺藜苜蓿和拟南芥 AP2/ERF 类转录因子家族系统进化分析

image段彩

彩

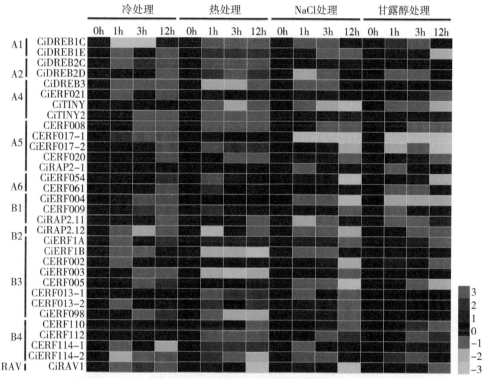

彩图 3-2 中间锦鸡儿 AP2/ERF 转录因子家族基因在不同胁迫处理下的表达模式分析

（冷处理：4℃；热处理：42℃；NaCl 处理：200mmol/L NaCl 水溶液；甘露醇处理：300mmol/L 甘露醇水溶液；对 qRT-PCR 结果进行 log2 均一化处理后，使用 Hem 11.0 软件绘制热谱图，颜色表示基因表达水平，红色表示表达水平较高，绿色表示表达水平较低，黑色表示表达水平基本为零）

· 145 ·

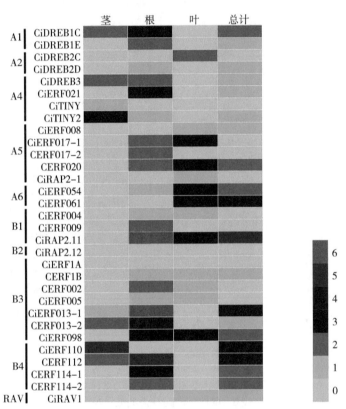

彩图 3-3　中间锦鸡儿 AP2/ERF 转录因子家族基因组织特异性表达模式分析
（注：对 qRT-PCR 结果进行 log2 均一化处理后，使用 Heml 1.0 软件绘制热谱图。颜色表示基因表达水平，红色表示表达水平较高，绿色表示表达水平较低）

MNNHSFYPHPISLVTSEEMMLAASYPKKRAGRKKFRETRHPVYRGVRRRNSDKWVCEVREPNKK

TRIWLG

ccccccccccceeeehhhhhhhhhcchhhhcccccccccccccccccccccccccccccccccccccceeeeeeccccceeeeeccccccceeeeee

TFPTPEMAARAHDVAAMALKGRYACLNFADSAWRLPIPATAKVKDIQKAAAQAAEAFRPDKTFKTNECVS

cccccchhhhhhhhhhhhhhhhhccceeeeeccccccccccccccchhhhhhhhhhhhhhhhhhhccccccccccchhh

AVAAATAEEKSVFLMEEEEGAVLGMPELLRNKVLMSPTHCSEYEYEYADLDFQDADVSLWNFSI

hhhhhchhhhhhhhhhhhhhhhhhhcchhhhhheeeeecccccccccccccccccccccceeeeeeeec

注：h 表示 α 螺旋，e 表示 β 折叠，c 表示无规卷曲。

用框架图表示如下：

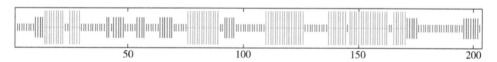

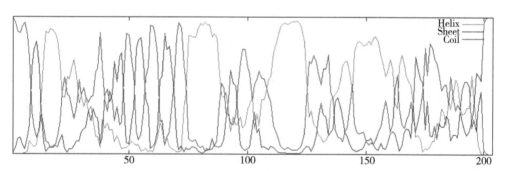

彩图 4-1　CkDREB1A 蛋白二级结构预测图
（注：蓝色表示 α 螺旋，红色表示 β 折叠，粉色表示无规卷曲）

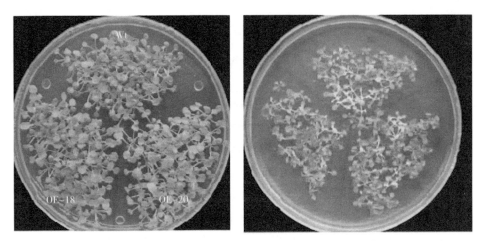

彩图 4-2　野生型和转 *CkDREB1A* 纯合体低温处理的表型

Wt　OE-18　　　　　　　　　　　　Wt　OE-20

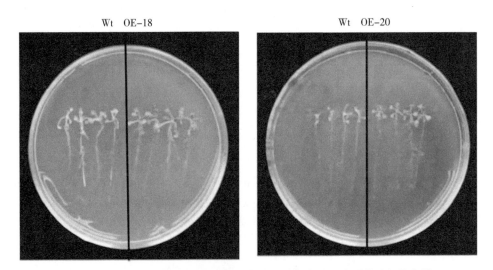

彩图 4-3　转基因拟南芥与野生型拟南芥在 -16℃冷冻处理后的生长恢复情况

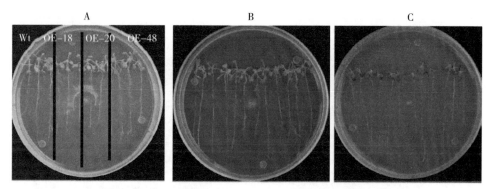

彩图 4-4 野生型和转 *CkDREB1A* 纯合体超低温胁迫后的表型

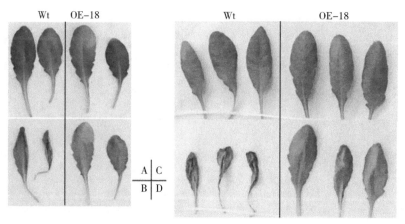

A 和 C 为正常条件下的野生型和转基因纯合体叶片；B 和 D 为干旱脱水后的野生型和转基因纯合体叶片。

彩图 4-5 过表达和野生型在干旱胁迫后的表型

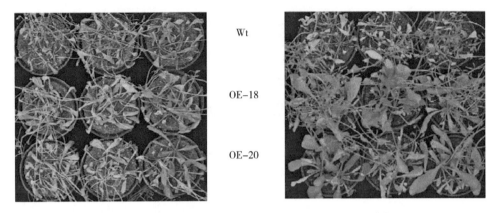

Wt

OE-18

OE-20

彩图 4-6　野生型和转 *CkDREB1A* 纯合体干旱胁迫后的表型

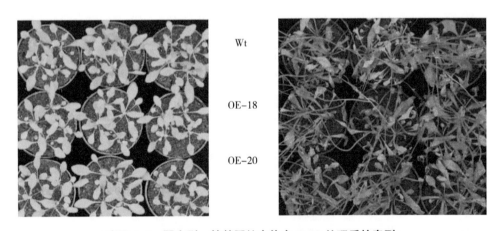

Wt

OE-18

OE-20

彩图 4-7　野生型、转基因纯合体在 NaCl 处理后的表型

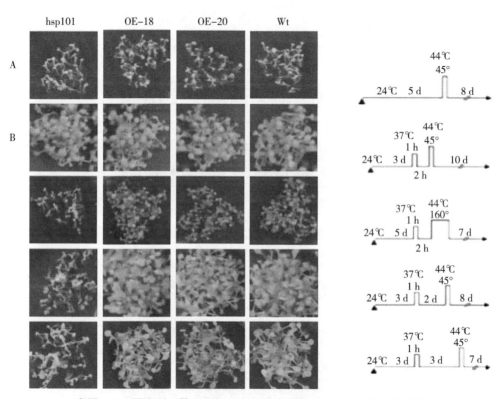

彩图 4-8 野生型、转 CKDREB1A 纯合体和 HSP101 热激后的表型

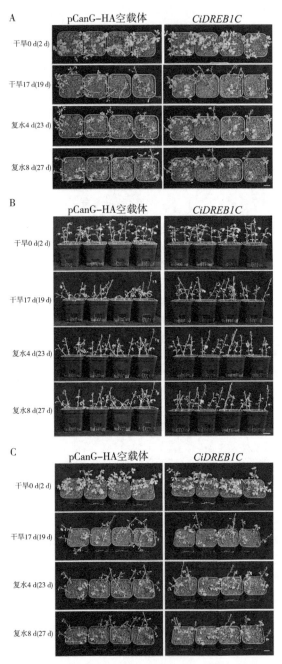

A. 瞬时表达 *CiDREB1C* 基因抗旱性检测正视图；B. 瞬时表达 *CiDREB1C* 基因抗旱性检测平视图；
C. 瞬时表达 *CiDREB1C* 基因抗旱性检测斜视图；括号内为侵染后天数；bar=2cm；*n*=16。

彩图 4-9　中间锦鸡儿瞬时表达 *CiDREB1C* 基因的抗旱性检测

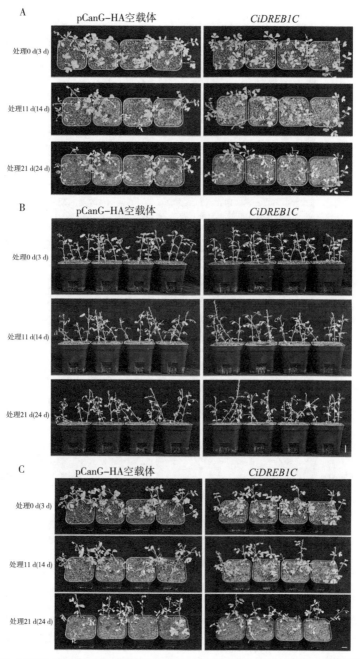

A. 瞬时表达 *CiDREB1C* 基因耐盐性检测正视图；B. 瞬时表达 *CiDREB1C* 基因耐盐性检测平视图；
C. 瞬时表达 *CiDREB1C* 基因耐盐性检测斜视图；括号内为侵染后天数；bar=2cm；*n*=16。

彩图 4–10　中间锦鸡儿瞬时表达 *CiDREB1C* 基因的耐盐性检测

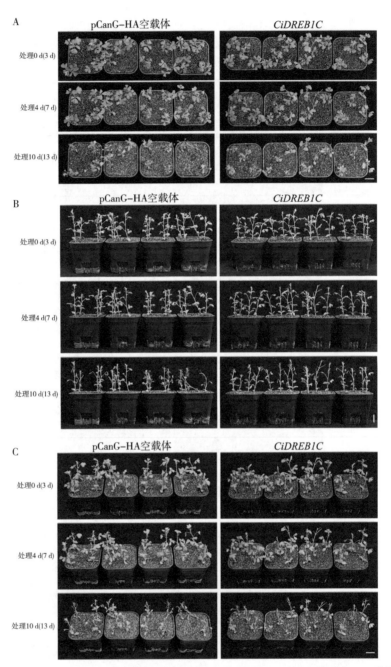

A. 瞬时表达 *CiDREB1C* 基因对 ABA 耐受性检测正视图；B. 瞬时表达 *CiDREB1C* 基因对 ABA 耐受性检测平
视图；C. 瞬时表达 *CiDREB1C* 基因对 ABA 耐受性检测斜视图；括号内为侵染后天数；bar=2cm；n=16。

彩图 4–11 中间锦鸡儿瞬时表达 *CiDREB1C* 基因对 ABA 的耐受性检测

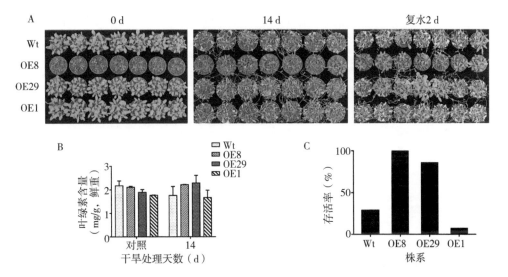

A. 干旱处理的幼苗；B. 叶绿素含量检测；C. 存活率检测（*n*=40）；OE8、OE29 和 OE1 表示转基因株系8、转基因株系 29 和转基因株系 1；显著性水平分析使用 *t* 检验；* 表示差异显著 (*P*<0.05)；** 表示差异极显著 (*P*<0.01)。

彩图 4-12　*CiDREB3* 转基因株系与野生型干旱胁迫处理表型分析